Juliane Walther, Manfred Specht
(Hrsg.)

Wellness für Hunde

mit alternativen Heilmethoden

schützen und stärken

ISBN 9783839123539

Impressum

Die Verantwortung der einzelnen Artikel und Kontaktmöglichkeiten bezüglich Inhalte, Veröffentlichung und Rechte Dritter liegen ausschließlich bei den jeweiligen Autoren.

Bildnachweis

Alle Bilder zu den Therapieformen wurden von den Autoren selbst zur Verfügung gestellt. Die Bilder der Bach-Blüten wurden mit freundlicher Genehmigung von Eve Prädelt (www.einfach-eve.de) zur Verfügung gestellt.

Lektorat

Ehrenamtlich, wer Fehler findet, darf sie behalten.

Herstellung und Verlag

Books on Demand GmbH, Norderstedt

Juliane Walther

Vorwort

Dieses Buch möchte Ihnen die Themengebiete näher bringen, von denen Sie eventuell schon einmal gehört haben, aber nichts genaueres darüber wissen. Prinzipiell gibt Ihnen „Wellness für Hunde – mit alternativen Heilmethoden schützen und stärken" einen kleinen Ratgeber an die Hand, mit dessen Hilfe Sie die Gesundheit und das Wohlbefinden Ihres Hundes maßgeblich beeinflussen können. Darüber hinaus haben alle Ansätze gemeinsam, dass die Beziehung zwischen Ihnen und Ihrem Hund gestärkt wird.

Ich habe bewusst kleine Aufsätze als Einführung zusammengestellt, damit Sie zwischendurch in Ihrem Alltag, wenn Sie die Zeit haben, stückweise ein Thema nach dem anderen lesen können, um so besser oder schneller Lösungen für eventuelle Probleme mit Ihrem Hund zu finden. Alle Autoren verstehen sich nicht nur als Schreiberlinge, sondern vielmehr möchten Sie Ihnen und den Hunden helfen.
Tierschutz fängt zuallererst im Kleinen an – nämlich in den eigenen vier Wänden. Hunde sind für Sie nur ein kleiner Bestandteil Ihrer Welt, für Ihren eigenen Hund bedeuten Sie aber die ganze Welt. Deshalb liegt es an Ihnen, der Verant-

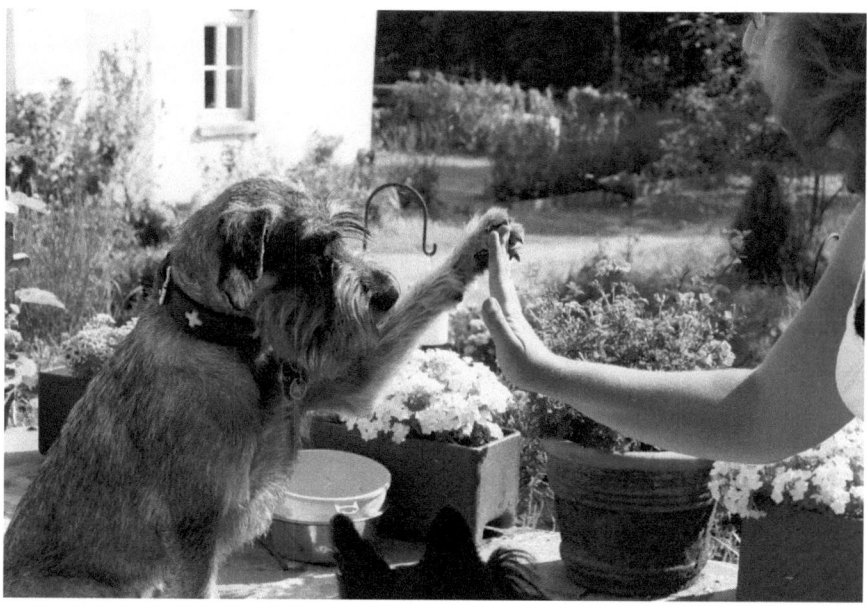

wortung für ein Lebewesen in Ihrem Haushalt gerecht zu werden. Dieses Buch möchte Ihnen dabei mit wichtigen Informationen zur Seite stehen und helfen.

Alle Texte sind ohne jegliche Zuhilfenahme anderer Literatur entstanden. Deswegen sind keine Quellenangaben notwendig. Alle Texte erheben keinen Anspruch auf Wissenschaftlichkeit. Die Autoren schreiben aus Ihrer eigenen, langjährigen Erfahrung und aufgrund Ihrer beruflichen Qualifikation. Da die in diesem Buch lediglich angerissenen Themengebiete eigentlich viel mehr an Erklärung bedürfen und längst nicht alles darstellen, kann kein Anspruch auf Vollständigkeit erhoben werden. Hier geht es lediglich darum, einen grundlegenden Einblick in die einzelnen Themengebiete zu geben.

Die hier beschriebenen Behandlungsmöglichkeiten, Nahrungsergänzungen und psychologischen Ansätze ersetzen nicht den Besuch beim Tierarzt. Alle Artikel verstehen sich als Ergänzung zur Schulmedizin.

Ich hoffe, wir können im einen oder anderen Fall helfen und Ihnen die Welt des Haushundes näher bringen. Sollten Sie dennoch Fragen oder ein spezielles Problem haben, so steht Ihnen jeder der Autoren mit seinem Fachgebiet gerne zur Seite. Die Kontaktmöglichkeiten finden Sie am Ende dieses Buches unter den Autoreninformationen. Zusätzlich steht Ihnen „Wellness für Hunde – mit alternativen Heilmethoden schützen und stärken" auch im Internet mit zusätzlichen Informationen unter www.wellness-fuer-hunde.de zur Verfügung.

Ich wünsche ich Ihnen viel Erfolg und Durchhaltevermögen mit den Herangehensweisen an Ihren Hund.

Juliane Walther und das
Wellness für Hunde-Team

Inhalt

Teil 1 – Nahrungsergänzungsmittel

Teil 2 – Behandlungsformen

Teil 3 – Psychologie des Haushundes

Teil 4 – Autoren

Juliane Walther

Notwendigkeit von Nahrungsergänzungen

Nahrungsergänzungen für Hunde gibt es mittlerweile in jeder Qualität. Seien es chemische Supplemente, natürliche Zusatzstoffe oder mit Zusatzstoffen angereicherte Trocken- und Nassfuttersorten. Im Dschungel der Futtermittel und Nahrungsergänzungen kennt sich fast nur noch ein Experte aus. Dazu kommen unzählige Berichte über Nachteile von Überversorgungen unserer Haushunde. Das macht jeden Hundehalter kritisch und bietet leider keinen Ausweg und keine Lösung für das individuelle Problem eine Hundes.

Fakt ist, dass Hunde, genauso wie Menschen, bestimmte Bedürfnisse an Vitaminen, Mineralien und Nahrungsergänzungen haben. Durch äußere Umwelteinflüsse und alltägliche Begebenheiten ist es oft so, dass nicht jeder Hund so leben kann wie es seinen speziellen Bedürfnissen gerecht wird. Trockene Heizungsluft, Wachstum, Autoabgase, Krankheit, Mangelerscheinungen, besondere Belastungen wie Sport oder Reise, Klimawechsel, etc. sind nur ein paar Beispiele für Faktoren, die das Gleichgewicht eines Hundes negativ beeinflussen können. Was folgt sind zum Beispiel:

- trockene, schuppige Haut
- Juckreiz
- Haarausfall
- stumpfes, glanzloses Fell
- fettige/talkige Haut
- Abgeschlagenheit, Müdigkeit
- Störungen im Wachstum, des Skeletts, Knochenbaus (z. B. HD), Bewegungsapparates
- Schmerzen
- Stress, Überforderung
- Magen-Darm-Probleme etc.

Andersherum können zu viele Vitamine, Mineralien und Zusatzstoffe dazu führen, dass der Hund
- hyperaktiv wird.
- gestresst ist.
- Störungen im Wachstum des Skeletts, Knochenbaus (z. B. HD), Bewegungsapparates bekommt.

- neurotische Anwandlungen bekommt (Pfotenknabbern, Kratzen, im Kreis laufen, etc).
- Magen-Darm-Probleme bekommt.
- Allergien bekommt.

Um herauszubekommen, welche Bedürfnisse der eigene Hund hat, ist eine genaue Beobachtung erforderlich. Hat man Probleme, selbst damit umzugehen, sollte man einen Tierheilpraktiker, Ernährungsberater oder Tierarzt konsultieren.

Die Ernährung muss auf die ganz speziellen Bedürfnisse des jeweiligen Hundes abgestimmt werden. Deswegen sind Futtermittel, die laut Deklaration alles beinhalten, wenig förderlich. Außerdem muss geschaut werden, was der Halter überhaupt leisten kann, bzw. täglich umsetzen kann.

Wichtig ist, dass man beachtet, was der Hund seinem Halter zeigt und was für ein Bewegungsniveau der Hund hat. Dazu kommt noch, dass Hunde im Wachstum oder auch alte Hunde besondere Aufmerksamkeit benötigen. Sicher ist es wichtig, Hunden im Wachstum Calcium und Eiweiß im besonderen Maße zukommen zu lassen, aber zu viel hat in etwa die gleichen negativen Auswirkungen wie zu wenig. Deswegen sind natürliche Zusatzmittel wie z.B. Grünlippmuschelextrakt mit 100% Konzentration ein willkommenes Supplement für den Knochen- und Skelettbau. Nebenwirkungen (außer bei Allergien) sind so gut wie ausgeschlossen. Öle können dem Hund helfen, mit trockener Luft, Juckreiz oder Verdauungsproblemen umzugehen, sie sorgen aber auch dafür, dass der Organismus des Hundes bestimmte Vitamine, die er über das Futter aufnimmt, überhaupt erst spalten kann. Es gibt für fast jedes Leiden die Möglichkeit, dem Hund etwas zum Futter zuzusetzen. Dazu ist es aber unbedingt notwendig, sich mit der Art der Nahrungsergänzung, der Dosierung und den Bedürfnissen des Hundes auseinanderzusetzen. Letztlich muss sich jeder Halter über die Fütterung des Hundes Gedanken machen, bevor er Zusätze verwendet. Um den Bedürfnissen des eigenen Hundes gerecht zu werden, ist nicht das Motto „Viel hilft viel" angesagt, sondern viel mehr ein gewisses Maß an Ausgewogenheit, um den Hund in sein Gleichgewicht zu bringen.

Fast alle handelsüblichen Futtermittel beinhalten chemische Zusätze. Das reicht von Konservierungsstoffen (auf die viele Hunde ohne das Wissen des Halters allergisch reagieren), künstlichen Geschmacksverstärkern (dank derer ein Hund auch nichts mehr ohne diese Geschmacksverstärker frisst), über Farbstoffe (die oft eine merkwürdige Färbung des Kots verursachen), Zucker (der ja wie allgemein bekannt nicht nur schlecht für die Zähne ist) bis hin zu Salz (was den Organismus durcheinander bringt). Deswegen empfehle ich Futtermittel ohne chemische Zusätze (meistens nicht im normalen Handel erhältlich) oder die fachgerechte Rohfleischfütterung (neuerdings auch B.A.R.F. genannt).

Vitamine

Allgemeines

Neben den Mineralien bilden die Vitamine einen weiteren, lebensnotwendigen Bestandteil der täglichen Ernährung des Hundes. Eine Unter- oder Überdosierung an Vitaminen kann auch hier kurz- oder langfristig zu erheblichen gesundheitlichen Folgen führen.

Entscheidend für eine ausgewogene Versorgung mit Vitaminen sind eine artgerechte Ernährung und der Ausschluss gesundheitlicher Beeinträchtigungen, die die Aufnahme der Vitamine durch den Körper beeinflussen.

Fettlösliche Vitamine

Bei den fettlöslichen Vitaminen handelt es sich um die Vitamine A, D, E und K.

Sie werden dem Hund über die Nahrungsfette zugeführt, die in seiner Nahrung enthalten sind. Überschüssig zugeführte fettlösliche Vitamine werden vom Körper in Depots gespeichert. So ist es dem Körper möglich, auch schlechte Zeiten zu überbrücken.

Daher gilt: gerade bei fettlöslichen Vitaminen ist die Gefahr einer Überdosierung und einer damit verbundenen gesundheitsschädlichen Wirkung auf den Hund sehr groß. Von einer gut gemeinten, selbstverordneten, zusätzlichen Verabreichung von Vitamin-Präparaten rate ich deshalb prinzipiell ab.

Wasserlösliche Vitamine

Zu den wasserlöslichen Vitaminen zählen das Vitamin C und die Gruppe der Vitamin B-Komplexe.

Die wasserlöslichen Vitamine können von Körper nur in geringerer Menge und unterschiedlich lange gespeichert werden (Vitamin B1: eine bis zwei Wochen; B2, B6, C und Niacin: zwei bis sechs Wochen; Folsäure: drei bis vier Monate; B12: drei bis fünf Jahre). Sie müssen dem Körper regelmäßiger zugeführt werden. Eine kurzfristige Überdosierung hat deswegen aber nicht die langfristigen Folgen wie es bei fettlöslichen Vitaminen der Fall sein kann.

Leistungssteigerung durch Vitamine?

Isoliert und/oder in unverhältnismäßig erhöhten Mengen mit der Nahrung verabreichte Vitamine erhöhen in keiner Lebenssituation die Leistungsfähigkeit Ihres Hundes, egal, ob Sporthund, trächtige Hündin oder Welpe. Eine Überversorgung führt lediglich zu einer Überlastung des Stoffwechsels. Von den unnötigen Mehrausgaben für solche Präparate mal ganz abgesehen. Geben Sie dieses Geld lieber für ein hochwertiges BIO-Tierfutter aus. Das ist nicht nur gesund für Ihren Hund, sondern auch für die Tiere, die Sie da jeden Tag verfüttern.

Zu den einzelnen fettlöslichen Vitaminen

Hier möchte ich Ihnen eine Übersicht über die Aufgaben der fettlöslichen Vitamine geben:

Vitamin A

Aufgaben: Aufbau und Erhalt von Knochen und Zähnen; Aufbau und Erhalt der Haut und ihrer Anhangsgebilde (Haare, Krallen, etc.); wichtig für die normale Zellteilung und Blutproduktion; Stärkung des Immunsystems

Fehlversorgung: Mangel: schlechte Knochen und Zähne; stumpfes Fell; Hautprobleme; Probleme mit der Blutproduktion und damit der Versorgung des Systems durch den Einfluss auf die Zellteilung des Körpers
Überschuss: Erkrankungen des Bewegungsapparats bei heranwachsenden Hunden; lebenslange Gelenkschmerzen durch fehlerhafte Knorpelbildung; bei tragenden Hündinnen kann es zu Entwicklungsstörungen bei den Embryonen kommen

Vitamin D

Aufgaben: Aufbau und Erhalt von Knochen und Zähnen; Einfluss auf die mentale Stärke des Tieres; Stärkung des Immunsystems

Fehlversorgung: verheerender Einfluss auf die körperliche Entwicklung des Hundes (siehe auch Mineralien - Kalzium-Phosphor-Verhältnis); Einfluss auf die mentale Belastbarkeit des Hundes; Schwächung des Immunsystems

Vitamin E

Aufgaben: Einfluss auf das Blut (Konsistenz und Gerinnung); Antioxidant;

Fehlversorgung: Mangel: Unterversorgung der Organe mit besonders feinen
Blutgefäßen bis hin zum Organversagen; gestörte
Samenbildung beim Rüden
Überschuss: Muskelschwäche und Müdigkeit durch
Anreicherung im Blutplasma

Vitamin K
Aufgaben: verantwortlich für die Blutgerinnung
Fehlversorgung: Mangel: in extrem seltenen Fällen innere Blutungen,
die unbehandelt zum Tod führen können (beim Welpen, deren
Darmbakterien noch nicht genügend Vitamin K produzieren,
oder bei Vergiftungen mit Auswirkungen auf die
Blutgerinnung muss zusätzlich Vitamin K verabreicht werden)
Überschuss: beim Hund nicht bekannt.

Zu den einzelnen wasserlöslichen Vitaminen

Kommen wir nun zu den Wirkungen der wasserlöslichen Vitamine, die sich aus
den Vitamin B-Komplexen und dem Vitamin C zusammensetzen, das im Gegensatz zu Menschen für den Hund nicht essenziell ist:

Vitamin C (Askorbinsäure)
Aufgaben: Immunsystem
Fehlversorgung: Mangel: beim Hund nicht bekannt
Überschuss: Magen-Darm-Störungen

Vitamin B1 (Thiamin)
Aufgaben: wichtige Bedeutung für das Nervensystem; Beteiligung am
Enzymstoffwechsel der Kohlenhydrate für Organe und
Gewebe mit hohem Kohlenhydratumsatz
Fehlversorgung: Mangel: Folgeerscheinungen im zentralen Nervensystem
akuter Mangel: Müdigkeit und Lustlosigkeit
chronischer Mangel: Verdauungsstörungen, Muskelschwäche,
Krämpfe, Lähmungserscheinungen
Überschuss: Für den gesunden Hund kein Problem

Vitamin B2 (Riboflavin)
Aufgaben: Wichtige Bedeutung für die meisten Stoffwechselprozesse;
unterstützt die Aufgaben von Vitamin B6 und Niacin

Fehlversorgung: Mangel: Müdigkeit, entzündliche Hautgeschehen,
Juckreiz und Zahnfleisch-Entzündungen;
Störungen des zentralen Nervensystems
Überschuss: für den gesunden Hund kein Problem

Vitamin B6 (Pyridoxin)
Aufgaben: Wichtige Bedeutung für den Eiweissstoffwechsel;
Beteiligung an der Bildung von Hämoglobin
(roter Blutfarbstoff); Wichtige Bedeutung für das Nerven-
und Immunsystem
Fehlversorgung: akuter Mangel: Hautreizungen, stumpfes Fell, Unruhe und
eine gesteigerte Reizbarkeit
chronischer Mangel: Nervenschädigungen
Überschuss: Neurologische Ausfälle bei extremer
Überversorgung

Vitamin B12
Aufgaben: Wichtige Bedeutung für die Bildung der roten Blutkörperchen;
Beteiligung am Stoffwechsel von Eiweissen und Aminosäuren;
Einfluss auf das Wachstum sowie die Zellteilung und -reifung
Fehlversorgung: akuter Mangel: Mangel an Folsäure
chronischer Mangel: Blutarmut
Überschuss: Beim Hund die Ausnahme

Niacin
Aufgaben: Wichtige Bedeutung zur Energiebildung in den Körperzellen
und zur Bildung von Neurotransmittern - Überträger von
Nervenreizen; sorgt für eine gesunde Haut und Verdauung.
Fehlversorgung: Mangel: körperliche Schwäche, psychische Störungen;
Haut- und Schleimhautveränderungen;
Pellagra, eine niacinbedingte Mangelerkrankung
Überschuss: Irritationen der Haut und Quaddelbildungen

Panthothensäure (Vitamin B5)
Aufgaben: Wichtige Bedeutung für diverse Stoffwechselprozesse;
Wichtige Bedeutung für Cholesterin- und Fettstoffwechsel.
Fehlversorgung: Mangel: allgemeine Befindlichkeitsstörungen
Überschuss: Beim Hund unwahrscheinlich

Folsäure

Aufgaben: Wichtige Bedeutung für die Zellzeilung und die Bildung
der DNS; Beteiligung an der Eiweisssynthese

Fehlversorgung: Mangel: Probleme in der Zellteilung; bei tragenden Hündinnen
kann es zu einer Fehlbildung der Embryonen kommen
Überschuss: Beim Hund nicht bekannt, kann einen Vitamin
B12-Mangel verschleiern

Biotin (Vitamin H)

Aufgaben: Wichtige Bedeutung für diverse Stoffwechselprozesse
Beteiligung am Cholesterin- und Fettstoffwechsel

Fehlversorgung: Mangel: körperliche Schwäche, vermehrte Übelkeit und
Stoffwechselstörungen; psychische Störungen
Überschuss: Beim Hund nicht bekannt

Vitamin-Bedarf des Hundes

Der Vitamin-Bedarf des Hundes hängt vom Alter und der Belastung ab. Junghunde in der Wachstumsphase, alte Hunde, tragende und säugende Hündinnen haben einen erhöhten Vitaminbedarf. Das gleiche gilt unter Umständen auch für Sport- und Arbeitshunde.

Trotz jahrzehntelanger Forschung ist der genaue Vitaminbedarf des Hundes noch nicht exakt bekannt. In der Regel steht er in direktem Zusammenhang mit dem Energieverbrauch des Tieres. In der Praxis wird mit Erfahungswerten gearbeitet, die im Einzelfall an den tatsächlichen Bedarf des Tieres angepasst werden müssen. Die Berechnung des Vitamin-Bedarfs Ihres Hundes ist daher eine höchst individuelle Angelegenheit.

Der Bedarf an fettlöslichen Vitaminen wird in der Regel in „Internationalen Einheiten" (IE) angegeben.

Zusammenfassung

Durch eine artgerechte, auf die Bedürfnisse des Hundes angepassten Ernährung wird der Hund mit allen ihm wichtigen Vitaminen ausreichend versorgt. Eine zusätzliche Verabreichung von Vitamitpräparaten bewirkt in der Regel eine Überversorgung, was den Ausbruch diverser akuter und chronischer Erkrankungen zur Folge hat.

Eine Verabreichung von Vitaminpräparaten zusätzlich zum Futter ist nur notwendig, wenn Sie Ihren Hund mit selbstgekochtem oder minderwertigem Futter versorgen, da durch das Kochen viele Vitamine verloren gehen oder Ihr Tier unter einer akuten oder chronischen Vitaminmangel-Erkrankung leidet oder an einer Erkrankung, die es ihm unmöglich macht, die notwendigen Vitamine selbst zu synthetisieren.

Berücksichtigt man die Komplexität und die vielen Faktoren einer optimalen Vitamin-Versorgung Ihres Hundes, ist von einer Selbstherstellung von Hundefutter bzw. vom „Kochen für den Hund" prinzipiell abzuraten. Die Wahrscheinlichkeit, dass Sie so die optimale Versorgung Ihres Hundes erreichen, ist eher gering. Bedenken Sie dabei bitte immer, wie wichtig eine optimale Versorgung mit Vitaminen für Ihren Hund ist und welchen Einfluss diese auf die Lebenserwartung, die Krankheitsanfälligkeit, die Regenerationsfähigkeit und die Leistungsfähiglich Ihres Hundes hat. Gegen das Füttern eines professionell gekochten Futters spricht aber nichts

Geben Sie Ihr Geld lieber für ein gesundes und artgerechtes Bio-Futter aus und sparen Sie sich die Gabe zusätzlicher Vitaminpräparate. Ihr Hund wird es Ihnen danken.

Sollte der Einsatz von zusätzlichen Vitaminen aus einem der oben beschriebenen Gründe doch einmal nötig werden, überlassen Sie die Verschreibung auf jeden Fall einem erfahrenen Tierarzt bzw. Tierheilpraktiker. Im Zweifelsfall können Sie hier mehr falsch als richtig machen.

Mineralien

Allgemeines

Die Begriffe Mineralien und Spurenelemente können den Laien etwas verwirren. Grundsätzlich handelt es sich bei beiden um Mineralien. Die Unterscheidung liegt in der Menge, in denen diese Substanzen im Körper vorkommen. Spurenelemente kommen nur in geringsten Spuren im Körper vor, daher der Name. Deswegen spricht man auch von „Makromineralien" bzw. „Mikromineralien".

Mineralien

Mineralien kommen im Körper in relativ großen Mengen vor und müssen somit bei der Fütterung des Tieres auch in entsprechend großen Mengen zugeführt werden. Sie dienen in erster Linie der Regulierung des Flüssigkeitshaushaltes und dem Aufbau von Hart- und Stützsubstanzen im tierischen Körpers, also Knochen, Sehnen und Bändern.

Die Gruppe der Mineralien besteht aus folgenden Elementen: Kalzium, Phosphor, Magnesium, Natrium, Kalium, Chlor und Schwefel.

Spurenelemente

Zur Gruppe der Spurenelemente, die nur in geringen Spuren im Körper vorkommen, gehören: Eisen, Jod, Fluor, Selen, Zink, Kupfer, Mangan, Molybdän, Chrom, Vanadium, Zinn, Nickel und Kobalt.

Zu den einzelnen Mineralien

In diesem Abschnitt möchte ich näher auf die verschiedenen, vom Hund benötigten Mineralien eingehen. Dabei gehe ich auf die spezifischen Funktionen der Mineralien und die krankmachenden Effekte ein, die bei Unter- oder Überdosierung beim Hund verursacht werden.

Kalzium

Aufgaben: Mineralisierung von Knochen und Zähnen; Regulierung des Säure-Basen-Haushalts und anderer Stoffwechselfunktionen; Übertragung nervaler Impulse; Muskelkontraktion; Beteiligung an der Hormonfreisetzung und der Blutgerinnung

Mangel:	Akuter, kurzfristiger Kalziummangel führt zu Störungen der Muskelkontraktion
	Längerer Kalziummangel führt zu Entwicklungsstörungen bei Jungtieren, z.B. Rachitis; Längerer Kalziummangel führt zu einer Entkalkung der Knochen bis hin zur Osteoporose; Längerer Kalziummangel führt zu Herzproblemen mit Bluthochdruck
Überschuss:	In Verbindung mit einem Überschuss an Vitamin D kommt es zu schweren Fehlbildungen in der Entwicklung der Knochen Verstopfungen als Folge von mangelnder Darmkontraktion Herzrythmusstörungen als Folge einer gestörten Herzmuskelkontraktion; Weichteilverkalkungen, besonders der Nieren und erhöhtes Harnsteinrisiko
Gründe:	Mangel: Zu geringer Eiweissgehalt im Futter und Unterversorgung mit Vitamin D; Überversorgung mit Phosphor (siehe Kalzium-Phosphor-Verhältnis);
	Überschuss: Fehlernährung oder zuviel gefütterte, kalziumhaltige Zusatzpräparaten

Phosphor

Aufgaben:	Mineralisation von Knochen und Zähnen
	Bildung von ATP, Phospholipiden und Nukleinsäure
Mangel:	Probleme bei den Knochen und Zähnen (siehe Kalzium-Phosphor-Verhältnis)
Überschuss:	einen Abbau der vom Körper eingelagerten Kalzium-Reserven in den Knochen bis hin zur Osteoporose (siehe Kalzium-Phosphor-Verhältnis)
Gründe:	Mangel: Unausgewogene Ernährung;
	Überversorgung: Bei zu hohem Fleischanteil im Futter

Exkurs: Kalzium-Phosphor-Verhältnis

Bei der Bildung und dem Erhalt von Knochen und Zähnen ist das Kalzium-Phosphor-Verhältnis von besonderer Bedeutung. Stimmt es nicht, kommt es immer wieder zu Krankheiten und Fehlbildungen.

Der Bedarf an Kalzium und Phosphor wird in der Literatur verschieden bewertet. Zusammenfassend ist zu sagen: Der Bedarf hängt von der Konstitution, dem Hormonaushalt, der körperlichen Belastung und der Fähigkeit zur Resorption durch Vitamit D des Hundes ab.

Der Kalziumbedarf des Jungtieres im Wachstum liegt leicht über dem des erwachsenen Tieres.

Das Verhältnis zwischen Kalzium und Phosphor liegt in der Regel bei 2:1.

Gerade bei Jungtieren im Wachstum ist das Kalzium-Phosphor-Verhältnis entscheidend. Bei einer Überfütterung an Kalzium in Verbindung mit einer Verschiebung des Verhältnisses kann es zu schwerwiegenden Missbildungen bei Knochen und Zähnen kommen.

Magnesium

Aufgaben: Beteiligung an fast allen anabolen und katabolen Stoffwechselprozessen; Enzymmarkierung von Polyphosphaten; Physiologischer Antagonist (Gegenspieler) des Kalzium; Muskelentspannung

Mangel: Muskelzucken; schlechte Ausnutzung der Nahrung; Wachstumsstörungen und Verkalkung von Blutgefäßen, Nieren und Knorpel

Überschuss: beim gesunden Tier kein Problem; Durchfälle bei extremer Überversorgung

Gründe: Mangel: unausgewogene Ernährung;
Mangel: mentale und körperliche Überbelastung;
Überversorgung: zuviel verabreichte Magnesium-Präparate

Natrium

Aufgaben: bildet zusammen mit Chlor die wichtigsten Ionen des Extrazellulärraumes; Transport anderer Stoffe durch die Zellmembran

Mangel: Probleme bei der Zell-Versorgung; Störungen der Nieren- und Muskelfunktionen durch Entwässerung; kann zu irreperablen Nierenschäden führen

Überschuss: keine bekannten Probleme; extreme Überdosierung kann zu Kalzium-Mangel führen

Gründe: Mangel: mentale und körperliche Überlastung und Überanstrengung; Überschuss: Überversorgung durch natriumreiche Zusatzfuttermittel

Kalium

Aufgaben: zusammen mit Phosphat und Proteinen für den osmotischen Druck in der Zelle verantwortlich; bestimmt Ruhepotential einer Zelle

Mangel: kann zu Muskelschwäche und Störung der Herztätigkeit führen

| Überschuss: | regt die Nieren zu einer erhöhten Harnproduktion an; kann zur Austrocknung des Körpers führen; Hemmung der Kontraktion des Herzmuskels, Herzrhythmusstörungen bis hin zum Herzversagen |
| Gründe: | Mangel: unausgewogene Ernährung; Überschuss: Überversorgung durch kaliumreichen Zusatzfuttermittel |

Chlor

Aufgaben:	bildet zusammen mit Natrium die wichtigsten Ionen des Extrazellulärraumes, verantwortlich für das Gesamtvolumen, den osmotischen Druck und den Transport anderer Stoffe durch die Zellmembran; notwendig für die Salzsäure-Produktion und den elektrischen Ladungsausgleich
Mangel:	Störung im Säure-Base-Haushalt, was Muskelkrämpfe und Störungen der Herzfunktion zur Folge haben kann
Überschuss:	wird über die Nieren ausgeschieden
Gründe:	Mangel: großer Flüssigkeitsverlust nach langanhaltendem Durchfall, Erbrechen oder hohem Fieber; Überschuss: beim Hund unwahrscheinlich

Schwefel

Aufgaben:	bildet schwefelhaltige Verbindungen wie Heparin und Cerebroside; verantwortlich für die Struktur der Hautanhangsbebilde
Mangel:	schlechte Qualität der Hautanhangsgebilde, z.B. Krallen und Fell
Überschuss:	kommt beim Hund kaum vor
Gründe:	Mangel: nur im Zusammenhang mit Eiweissmangel; Überschuss: beim Hund unwahrscheinlich

Zu den einzelnen Spurenelementen

Im Folgenden gehe ich auf die Bedeutung der einzelnen Spurenelemente für den Hund ein.

Eisen

| Aufgaben: | Speicherung und Sauerstoff-Transport im Blut; verschiedene enzymatische Reaktionen; steigert die Energieleistung auf körperlicher und geistiger Ebene |

Mangel:	Herabsetzung der mentalen und physischen Belastbarkeit; bei extremer Unterversorgung: Blutarmut
Überschuss:	aufgenommenes und nicht genutztes Eisen tritt im Körper als freies Radikal auf und führt zu frühzeitiger Zellalterung
Gründe:	Mangel: mangelnde Aufnahme durch den Darm, durch Medikamente oder häufige Wurmkuren;
	Mangel: gestörte Speicherbereitschaft der Leber;
	Mangel: großer Blutverlust;
	Überschuss: Fehlernährung oder Zusatzfuttermittel

Jod

Aufgaben:	Beteiligung am Aufbau der Schilddrüsenhormone
Mangel:	Schilddrüsenunterfunktion; diverse mentale und körperliche Symptome durch Jodmangel
Überschuss:	beim Hund eher die Ausnahme
Gründe:	Mangel: qualitativ minderwertiges Futter;
	Mangel: hohe, negative Umweltbelastungen;
	Überschuss: beim Hund unwahrscheinlich

Fluor

Aufgaben:	verantwortlich für die Stabilität von Knochen und Zähnen.
Mangel:	Schlechte Knochen und vor allem Zähne; Fehlentwicklungen bei Jungtieren
Überschuss:	Probleme bei der Bildung und beim Erhalt von Knochen und Zähnen
Gründe:	Mangel, Überschuss: unausgewogene Ernährung; Überschuss: unausgewogene Ernährung oder fluorhaltige Zusatzfuttermittel; Überschuss: zu fluorhaltige Zahnpasta

Selen

Aufgaben:	Entgiftung des Intrazellularraums und Stärkung des Immunsystems; wirkt als Antioxidant; Aktivierung zahlreicher Enzyme; Erhöhung der Fruchtbarkeit
Mangel:	eingeschränktes Wachstum bei Jungtieren; mangelnde Fruchbarkeit
Überschuss:	schwere Vergiftungserscheinungen der Leber und Herzmuskelschwäche bereits bei geringer Überdosierung
Gründe:	Mangel: unausgewogene Ernährung;
	Überschuss: unausgewogene Ernährung und/oder selenhaltige Zusatzfuttermittel

Zink

Aufgaben:	Beteiligung an der Carbonahydrase in den roten Blutkörperchen, der Alkoholdehydrogenase und der alkalischen Phosphatase; Beteiligung an der Bildung diverser Hormone bzw. deren Rezeptoren; positiver Einfluss auf Haarwuchs und Wundheilung; Erhöhung der Fruchtbarkeit
Mangel:	Veränderungen im Hormonhaushalt und in der Enzymaktivität; Verzögerte Wundheilung und erhöhte Infektionsgefahr; Appetitlosigkeit
Überschuss:	Eisen- und Kupfermangel; akut kann es zu Magen-Darm-Störungen kommen; chronisch kann es zu Blutarmut oder einer Zinkvergiftung kommen
Gründe:	Mangel: bei chronischen Darmerkrankungen; Mangel: rein vegetarische Ernährung des Hundes; Überschuss: beim Hund unwahrscheinlich

Kupfer

Aufgaben:	Bildung von roten Blutkörperchen, Pigmenten und Nervenfasern; Einfluss auf das Immunsystem und das antioxidative System; Beteiligung am Sauerstoff-Transport; Förderung der Wundheilung
Mangel:	Blutarmut; Pigmentstörungen der Haut
Überschuss:	akut: Erbrechen und Durchfall; chronisch: Schädigungen der Leber; Nervosität bis hin zu Hyperaktivität oder Aggressivität
Gründe:	Mangel: Fehlernährung im Zusammenhang mit einer Überversorgung mit Zink und Vitamin C; Überschuss: Fehlernährung

Mangan

Aufgaben:	Aktivierung von Enzymen und Koenzymen; Beteiligung am Erhalt von Knochen, Zähnen und Bindegewebe; Aktivierung der Leber; Schutz vor Umweltvergiftungen
Mangel:	Störungen der Knochenbildung und Verzögerungen im Wachstum bei Jungtieren; Deformationen von Knochen und Knorpel; Störungen des Fett- und Kohlenhydratstoffwechsels; Unfruchtbarkeit
Überschuss:	bei extremer Überdosierung: Schädigungen des zentralen Nervensystems, psychische Störungen und Blutbildveränderungen
Gründe:	Mangel, Überschuss: Fehlernährung

Molybdän

Aufgaben: Wichtig für die Stickstofffixierung und die Synthese molybdanhaltiger Enzyme; Verminderung der Harnsäurekonzentration (Gicht); Einfluss auf das Immunsystem und vorbeugend bei Allergien

Mangel: Herzrhythmusstörungen ; Verringerung der Harnsäureproduktion

Überschuss: gichtähnliche Symptome

Gründe: Mangel: Fehlernährung durch eine Überdosierung an Kupfer; Überschuss: Fehlernährung

Chrom

Aufgaben: Förderung der Insulinwirkung in der Zelle; Steigerung der Glukoseaufnahme (Cholesterinspiegel)

Mangel: Störung bei der Verwertung der Glukose, was diabetesähnliche Symptome zur Folge hat

Überschuss: dreiwertiges Chrom: wenig giftig; sechswertiges Chrom: schwere Allergien, Verdacht auf krebsauslösende Wirkung

Gründe: Mangel, Überschuss: Fehlernährung und Zusatzfuttermittel

Vanadium

Aufgaben: Beteiligung an Wachstum und Erhalt von Knochen und Zähnen; Einfluss auf Blutfette und Blutzuckerspiegel

Mangel: Symptome ähnlich der Unterzuckerung; Tiere können teilweise auch aggressive Tendenzen zeigen

Überschuss: Störungen des Magen-Darm-Traktes

Gründe: Mangel, Überschuss: Fehlernährung und Zusatzfuttermittel

Zinn

Aufgaben: Beeinflussung der Nierenfunktion; Beteiligung am Haarwachstum

Mangel: Herabsetzung des Wachstums bei Jungtierren; Beeinträchtigung der Nierenfuktion

Überschuss: ähnliche Symptome wie bei Mangel

Gründe: Mangel, Überschuss: Fehlernährung

Nickel

Aufgaben: Beteiligung an Aufbau und Wirkung des Gastrins.

Mangel: Verringerung des Hämoglobingehalts im Blut; Beeinträchtigung der Aktivität zahlreicher Enzyme sowie der Eisenaufnahme

Überschuss:	allergische Reaktionen
Gründe:	Mangel, Überschuss: Fehlernährung; Vorsicht bei Verschlüssen und Beschlägen aus Nickel (Gefahr der Kontaktallergie)

Kobalt

Aufgaben:	Bestandteil des Cobalamins - Synthese von Vitamin B12
Mangel:	Blutarmut
Überschuss:	allergische Reaktionen
Gründe:	Mangel: Fehlernährung durch Vitamin B12-Mangel; Überschuss: Fehlernährung

Diagnosemöglichkeiten zur Aufdeckung einer mineralienbedingten Erkrankung

Ein Mangel oder Überschuss an Mineralien oder Spurenelementen im Körper des Tieres lässt sich am einfachsten im Labor feststellen. In der Regel wird etwas Blut zur Untersuchung eingeschickt.

In der alternativen Tierheilkunde wird außerdem die Bioresonanztherapie erfolgreich eingesetzt.

Anhand von Blut oder Haaren kann ein Mangel oder Überschuss festgestellt werden. Haare liefern dabei eher den Nachweis von länger anhaltenden, chronischen Mangelerscheinungen.

Maßnahmen bei Mangel bzw. Überschuss an Mineralien und Spurenelementen

Wurde eine Erkrankung des Hundes festgestellt, die sich nachweislich auf einen Mangel Überschuss an Mineralien oder Spurenelementen zurückführen lässt, ist dieser Zustand unter allen Umständen zu beenden. Die richtige Dosierung dieser Substanzen in der Tiernahrung ist von entscheidender Bedeutung für die Entwicklung und Gesunderhaltung des Hundes.

Eine gesunde und artgerechte Ernährung sorgt in der Regel für die richtige Dosierung von Mineralien und Spurenelementen. In Zeiten besonderer körperlicher oder geistiger Anstrengung des Tieres kann der Bedarf gesteigert sein. Ein Mangel in solchen Zeiten kann mit einem geeigneteren Futter oder zeitweise zusätzlich gegebenen Präparat behoben werden.

Solchen Präparate sollten allerdings nur in Ausnahmen und über relativ kurze Zeiträume verabreicht werden. Die Entscheidung einer solchen Verabreichung sollte auf alle Fälle einem erfahrenen Tierarzt oder Tierheilpraktiker anvertraut werden. Von einer Selbstmedikation ist immer und absolut abzuraten.

Besondere Bedeutung kommt dabei dem bereits erklärten Kalzium-Phospor-Verhältnis zu. Schon beim Welpen und Junghund können die gravierensten Fehler gemacht werden, die dann lebenslange Folgeerkrankungen nach sich ziehen.

Eine weitere Behandlungsmglichkeit sind die Schüssler-Salze. Informationen dazu finden Sie im entsprechenden Kapitel in diesem Buch.

Steigerung der Leistungsfähigkeit durch Mineralien und Spurenelemente

Körperlich oder geistig hoch belastete Tiere haben oft einen gesteigerten Bedarf an Mineralien und Spurenelementen. Das bedeutet aber unter gar keinen Umständen, dass ein Mehr den Hund leistungsfähiger macht. Damit schaden Sie Ihrem Tier mehr als Sie ihm nutzen. Auf Dauer können Sie Ihrem Tier irreperable Schäden zufügen und seine Lebensqualität und -zeit maßgeblich reduzieren. Geben Sie dieses Geld lieber für ein hochwertigeres Futter aus. Ihr Hund wird es Ihnen danken.

Bedarf des Hundes an Mineralien und Spurenelementen

Der Bedarf eines Hundes an Mineralien ist von verschiedenen Faktoren abhängig. Beim gesunden, normal belasteten, erwachsenen Hund ist sein Gewicht maßgeblich. Hier eine einfache Beispielrechnung für einen ca. 35 kg schweren Hund:

	Prozent	Milligramm
Kalzium	1 - 1,5	350 - 525
Phosphor	0,5 - 0,8	175 - 280
Kalium	0,172	60,2
Natrium	0,121	42,35
Chlor	0,11	38,5
Magnesium	0,026	9,10
Eisen	0,010	3,5
Zink	0,0085	2,98
Kupfer	0,00076	0,27

Bei jungen und hoch belasteten Hunden ist jeweils der obere Wert an Kalzium und Phosphor eher angezeigt. Wichtig ist jedoch die Einhaltung des Kalzium-Phosphor-Verhältnisses, das sich nicht zu Gunsten von Kalzium oder Phosphor verschieben sollte.

Zusammenfassung

Mineralien und Spurenelemente nehmen einen wichtigen Stellenwert im Stoffwechsel und somit in der Fütterung unserer Hunde ein. Eine Unter- oder Überversorgung kann zu gravierenden und oft irreparablen Schäden beim Tier führen. Die Basis für eine gesunde Haltung Ihrer Tiere ist aber auch aber auch hier eine gesunde und ausgewogene Ernährung.

Zusatz-Präparate sollten lediglich zum kurzfristigen Ausgleich und nur unter Anleitung eines erfahrenen Tierarztes oder Tierheilpraktikers gegeben werden. Zusammen mit einer ausgewogenen Ernährung fördern diese Präparate eher eine Überversorgung des Tieres, was auf Dauer eher schadet als hilft. Die Versorgung mit Mineralien und Spurenelementen ist zu wichtig, um sie dem Marketing der Futtermittel- und Zusatzfutterindustrie zu überlassen.

Algen

In der Hundeernährung gibt es eine fast unübersehbare Anzahl von Nahrungsergänzungsmitteln, zu denen auch die Algen gehören.

Da dieser Markt durch die vermehrte Rohfütterung - bzw. durch die inzwischen auch des öfteren vorgenommenen gekochten Nahrungsrationen für Hunde - ein zwischenzeitlich auch ziemlich hart erkämpfter Markt ist, muss man das richtige Maß für diese Mittel finden. Einige Nahrungsergänzungsmittel halte ich für sinnvoll, andere weniger. Manche sind als Kur gut zu verwenden, andere eignen sich für die tägliche Gabe, wiederum andere sind lediglich sinnvoll, wenn der Hund eine bestimmte gesundheitliche Einschränkung hat. Eine wissenschaftliche Grundlage für viele Nahrungsergänzungen (bei Mensch und Tier) gibt es oft nicht. Trotzdem sieht man immer wieder Erfolge, die man diversen Mitteln zuordnen kann.

Viel hilft aber nicht unbedingt viel. Denn auch in der Ernährung muss man im Hinterkopf haben: „Die Dosis macht das Gift". Als kurze Kur verabreicht und in Maßen eingesetzt (z. B. zur Entgiftung, nach Krankheiten, Immunsystem aufbauend etc.) sehe ich die Algenfütterung als sinnvolle Nahrungsergänzung an. Meine persönliche Einschränkung dazu tendiert dahingehend, dass man zum einen auch hier unbedingt auf die Qualität schauen sollte, zum anderen aber auch, ob das Tier überhaupt einen Bedarf hat bzw. ob diese Zufütterung täglich Sinn macht.

Algen kommen überwiegend in Salz-, aber auch in Süßwasser vor. Anteile davon sind auch in Produkten wie Agar-Agar und Carragen zu finden, die in der menschlichen Ernährung eingesetzt werden. Dadurch, dass Algen heute meist noch nicht kontrolliert herangezogen werden, sehe ich einen unbedenklichen Einsatz dieser oft „undurchsichtigen" Herkunft zumindest kritisch an. Für mich bedeutet dies einen begrenzten Einsatz im Ernährungskonzept (keine tägliche Zufütterung).

Daher, dass Algen auch schadstoffreichere Stoffe anreichern können, könnte die grundsätzliche positive Wirkung dieses Produkts auch ins Gegenteil umschlagen, wenn die Algen in schadstoffreicher Umgebung gediehen sind. Achten Sie daher auf schadstoffgeprüfte Algen. Ich nenne einige Algen, die in der Hundefütterung eingesetzt werden können (bitte immer das Tier beobachten. Manche Hunde reagieren mit Blähungen oder Durchfall, was sich nach Beendigung der Zufütterung wieder behebt):

Chlorella Alge (Süßwasseralge)

Enthält viele Mineralien, Vitamine, Spurenelemente sowie essentielle Fettsäuren. Entgiftet den Organismus und treibt Giftstoffe aus dem Körper (z. B. auch Schwermetalle). Wirkt positiv auf die Darmflora. Unterstützt auch das Immunsystem.

Spirulina Platensis (Mikroalge)

Enthält sehr viele Proteine und Mineralstoffe sowie ungesättigte-Fettsäuren.

Spirulina stärkt ebenfalls das Immunsystem und entgiftet den Körper. Es kann helfen, Hefepilze der Spezie Candida albicans zu mindern und hilft bei Hautkrankheiten und Allergien. Spirulina enthält kein Jod. Bei Tieren, die vermehrt aus dem Maul riechen (und keine Erkrankung vorliegt), kann diese Alge (aufgrund ihres recht hohen Chlorophyllanteils) hilfreich sein.

Lithothamnium calcareum (gehört zur Familie der Rotalgen)

Besitzt einen hohen Calciumanteil (ca. 34 %), beinhaltet Jod und hat, wie alle Algen, einen hohen Anteil von Mineralien und Spurenelementen.

Ascophyllum nodosum (Knotentang)

Enthält ebenfalls viele Mineralien, Spurenelemente und Vitamine. Diese Alge beinhaltet einen hohen Anteil an Jod. Bei Tieren mit Schilddrüsenüberfunktion sollte diese Alge nicht angewendet werden.

Auf die Pigmentierung (z. B. Nase, Pfote) soll diese Alge positiven Einfluss haben, was ich persönlich jedoch noch nicht beobachten konnte. Auch das Fell erfährt einen positiven Effekt, indem es glänzender wird und Irritationen (z. B. Jucken) gemindert werden können. Eine tierärztliche Abklärung von länger anhaltenden Juckreizen sollte man auf jeden Fall vornehmen.

Auch diese Alge fördert das Immunsystem und zusätzlich die Verdauung. Sie kann Quecksilber, Cadmium und Strontium im Darm binden, wodurch diese Schadstoffe ausgeschieden werden.

Fucus vesiculosus (Blastentang, Braunalge)

Enthält einen hohen Anteil an Jod, Eisen, Alginsäure. Bei Tieren mit Schilddrüsenüberfunktion sollte diese Alge nicht angewendet werden. Stoffwechselanregend (dadurch zur Unterstützung bei Abnehmdiäten geeignet).

Dosierungsempfehlung (wenn nichts anderes auf den Produkten für Tiere vermerkt und der Hund keine gesundheitlichen Defizite hat, was die Zufütterung z. B. wegen des Jodanteils in vielen Algen unmöglich macht): Kleine Hunde ½ TL, mittlere Hunde 1 TL, große Hunde 2 TL täglich als Kur gegeben (6 Wochen). Wenn nicht kurmäßig angewendet, empfehle ich persönlich bei selbstgestalteter

Nahrung die Zufütterung ca. alle 3 Tage. Bei allen Algenprodukten (und generell bei natürlichen Produkten) gilt: Diese Nährstoffe werden vom Körper deutlich besser aufgenommen, als chemische, synthetische Produkte.

Wichtig

Bitte beachten Sie, wenn Sie Fertigfutter füttern: Jedes Fertigfutter ist ausreichend vitaminisiert und besitzt auch sonst oft mehr als ausreichend Mineralien und Spurenelemente. Meist sind diese zwar nicht natürlich zugesetzt, trotzdem: sie sind im Futter vorhanden!

Sie sollten von einer regelmäßigen Algengabe aufgrund vermuteter Mangelerscheinungen bei einer Fertigfuttergabe absehen! Dieser Mangel ist nämlich sehr unwahrscheinlich und könnte, bei zusätzlicher regelmäßiger Fütterung von Nahrungsergänzungsmitteln, zu gesundheitlichen Schäden führen. Auch hier gilt: Bei länger anhaltenden oder/und unklaren Beschwerden sollten Sie einen Tierarzt oder Tierheilpraktiker konsultieren. Die Zufütterung eines Algenpräparates erfolgt auf eigenes Risiko. Schadensersatzansprüche und Ansprüche jeglicher Art an mich können nicht geltend gemacht werden. Die genannten Informationen werden aufgrund meiner inzwischen mehrjährigen Erfahrung mit meinem Hund und Kundenhunden genannt oder resultieren aus aufwändigen Recherchen und aus den verschiedensten Fachseminaren, die ich besuchte.

Öle

In der Hundeernährung sind Öle/Fette wichtig und nicht wegzudenken. Fett ist ein wichtiger Baustein in der Ernährung des Hundes. Ein Mindestmaß an Fett ist ein Muss. Ein Mangel an der Fettzufuhr kann zu gesundheitlichen Störungen führen.

Fett ist ein guter Energieträger und kann die Zufuhr von Kohlenhydraten in der Nahrung (z. B. in Form von Getreideprodukten) minimieren oder – wie oft von getreidefrei fütternden Tierbesitzern oder Haltern allergiegeplagter Hunde betrieben – fast ganz unnötig machen. Im Gemüse finden sich allerdings auch Kohlenhydrate (wenn auch in geringerem Anteil). Natürlich ist immer auf das Gewicht des Tieres zu achten. Ein dickleibiger Hund sollte deshalb zu seinem normalen (Fertig-) Futter, welches (vor allem bei Trockenfutter) überwiegend aus Kohlenhydraten besteht, nicht noch eine zusätzliche Gabe Öl erhalten. In allgemein handelsüblichen Futtermitteln ist das Mindestmaß an Fett normalerweise vorhanden. Eine Zufütterung von Öl muss dann nicht zwingend vorgenommen werden.

Wenn der Hund jedoch gesundheitliche Probleme aufweist (z. B. glanzloses Fell, Schuppenbildung, Haarverlust, verminderte Wundheilung), kann dies möglicherweise an einer fettarmen Fütterung (z. B. bei selbst zubereitete Nahrung) und einem Mangel an ungesättigten bzw. essentiellen Fettsäuren liegen. Die Gründe für ein stumpfes oder schuppenübersätem Fell liegen aber manchmal nicht „nur" an einem gegebenenfalls vorliegenden Fettmangel – es kann auch andere Gründe haben. Deshalb sollte man dies immer fachlich abklären lassen!

Öle/Fette bedarf es auch, um die fettlöslichen Vitamine zu aktivieren (E, D, K, A), d.h. diese zu binden und zu transportieren. Ohne Fett können sie dem Körper nicht zugänglich gemacht werden.

Fette werden in verschiedene Fettsäuren kategorisiert. Es gibt die gesättigten, einfach ungesättigten und mehrfach ungesättigten Fettsäuren (von zwei- bis sechsfach ungesättigt). Die ungesättigten Fettsäuren teilen sich dann in Omega-3-, Omega-6- und Omega-9-Fettsäuren. Ein paar der Fettsäuren kann der Hund selber herstellen, andere nicht. Einige Fettsäuren sind für das Tier essentiell und müssen mit dem Futter verabreicht werden. Pflanzliche Fette enthalten oft große Mengen dieser essentiellen Fettsäuren.

Durch eine Rohfleischfütterung oder auch gekochte Rationen mit viel Fleisch nimmt der Hund bereits viele Omega-6-Fettsäuren zu sich. Deshalb sollte man bei der Fettergänzung Öle wählen, die überwiegend Omega-3-Fettsäuren beinhalten. Omega-3-Fettsäuren wirken übrigens auch entzündungshemmend. Es gibt die verschiedensten Ölsorten in den unterschiedlichsten Qualitäten. Achten Sie auf eine gute Qualität und kaufen Sie möglichst kaltgepresste Öle.

Beispiele für verschiedene Öle

Tierische Öle mit hohem Omega-3-Anteil: Lebertran (sehr hoher Vitamin A-Anteil, daher nicht zu hoch dosieren, sonst gibt es oft schnell Durchfall), Lachsöl, Dorschöl. Meine Erfahrung zeigt, dass einige Hunde die tierischen Öle nicht so gut vertragen wie die pflanzlichen Öle – deshalb vorsichtig ausprobieren. Des weiteren gibt es als gutes pflanzliches Öl mit einem hohen Anteil an Omega-3-Fettsäuren z. B. Leinöl. Auch noch nennenswert: Nachtkerzenöl, welches ich persönlich nur dann verfüttern würde, wenn der Hund ein Problem mit dem Immunsystem hat, unter Allergien leidet oder Hautprobleme aufweist.

Weizenkeimöl enthält, gegenüber vielen anderen Ölsorten, eine hohe Menge an Vitamin E, welches für den Hund ebenfalls gesund ist. Dieses Vitamin schafft es, das Öl nicht so schnell oxidieren zu lassen. Wenn Sie einem Öl mit wenig oder gar keinem Vitamin E-Anteil (Tocopherol) Weizenkeimöl bis zu 20 % zusetzen, wird dieses deutlich haltbarer. Leider habe ich hierfür keine zeitlichen Richtwerte in der Literatur gefunden. Ich selbst habe immer zwei Ölsorten zu Hause und wechsle ab. Bei Ölen, die kein Vitamin E beinhalten, sollte man möglichst kleine Gebinde kaufen, da diese Öle nur sehr begrenzt haltbar sind. Ich persönlich gebe das Öl nie länger als max. 3 Monate.

Als Richtwert für die Haltbarkeit gilt bei einer Aufbewahrung im Kühlschrank aber in etwa: Leinöl ca. 3 – 4 Monate, Walnussöl ca. 9 Monate; Kürbiskernöl, Rapskernöl 12 Monate (beinhaltet Vitamin E, dadurch haltbarer)

Tipp: Schließen Sie sich ggf. mit Freunden/Bekannten zusammen, wenn Sie Öl kaufen. Das mindert die Kosten und Sie müssen evtl. ranzig gewordenes Öl nicht wegwerfen.

Alle Öle mit einem hohen Anteil mehrfach ungesättigter Fettsäuren (z. B. Leinöl, Walnussöl) sind nicht zum Erhitzen geeignet, aber eben sehr gesund (nicht nur für den Menschen). Die immer wieder in Foren etc. zu lesende Aussage, dass Hunde Pflanzenfett nicht verwerten können, kann ich nicht nachvollziehen. Eine Begründung für diese Ansicht fehlte bei den von mir gesichteten Berichten immer bzw. ist mir nicht bekannt. Auf wissenschaftliche Nachfrage meinerseits ist diese Aussage ohne Begründung nicht nachvollziehbar.

Die genannten Informationen werden aufgrund meiner inzwischen mehrjährigen Erfahrung mit meinem Hund und Kundenhunden genannt oder resultieren aus aufwändigen Recherchen und aus den verschiedensten Fachseminaren, die ich besuchte.

Manfred Specht

Teufelskralle

Allgemeines
In freier Natur wächst die Teufelskralle in den Steppen- und Wüstengebieten der Kalahari in Namibia.

Ihren Namen hat sie von Ihren Samen erhalten, die sich zur Verbreitung mittels Haken hartnäckig an allen vorbeisteifenden Lebewesen festhalten.

Anwendungsbebiete
Die Haupt-Anwendungsgebiete der Teufelskralle liegen in folgenden Erkrankungen:

- chronische, entzündliche, insbesondere verschleißbedingte Gelenkerkrankungen (z.B. Arthrose der Ellenbogen- oder Kniegelenke und bei Hüft- oder Ellenbogendysplasie)
- chronische, insbesondere verschleißbedingte Rückenerkrankungen (z.B. Spondylose)
- chronisch-rheumatische Erkrankungen
- Chronische Sehnenentzündungen

Wirkung
Diverse Studien an Mensch und Tier haben die positive Wirkung der Teufelkralle immer wieder gezeigt, wissenschaftlich ist ihre exakte Wirkunsgweise aber noch nicht bewiesen.

Die Teufelskralle eignet sich vor allem zur Behandlung bereits fortgeschrittener, chronischer Leiden, da sie kein schnell wirkendes Arzneimittel ist. Nach zwei- bis dreiwöchiger Gabe lindert sie deutlich die Schmerzen oder führt sogar zu völliger Schmerzfreiheit.

Neben- und Wechselwirkungen
Durch Teufelskralle bedingte Nebenwirkungen sind sehr selten. In meiner Praxis sind bis jetzt noch keine aufgetreten. Bei unerwünschten Nebenwirkungen wird in der Regel von Auswirkungen auf den Magen-Darm-Trakt gesprochen. Ob es

sich um eine tatsächliche Kontraindikation handelt, ist allerdings nicht ausreichend geklärt.

Kontraindikationen

Wirkliche Kontraindikationen liegen lediglich bei chronischen Erkrankungen im Magen-Darm-Trakt vor. Sollte Ihr Hund z.B. unter Magen- oder Zwölffingerdarmgeschwüren leiden, sollten Sie von einer Verabreichung von Teufelskralle absehen.

Dosierung

Die Dosierung der Teufelskralle hängt vom Gewicht des Hundes und der Konzentration des jeweiligen Produktes ab. Die meisten Hersteller geben die empfohlene Dosierung daher auf der Verpackung bzw. auf der Produktbeschreibung an. „Gute Hersteller" bieten meist auch eine Hotline an, bei der Sie die Mengenangaben erfragen können.

Zu Anfang der Behandlung empfehle ist jedoch die Begleitung und Kontrolle durch einen Tierarzt oder Tierheilpraktiker, um eventuelle Kontraindikationen auszuschließen.

Schlussfolgerungen

In ihrem Anwendungsgebiet stellt die Teufelskralle eine sehr wirkungsvolle Form der Langzeitbehandlung dar. Vorausgesetzt, dass bei Ihrem Tier keine Kontraindikation vorliegt, wird es sie auch hervorragend vertragen. Nebenwirkungen sind äußerst selten und sprechen eher für eine Kontraindikation.

Tiere, die lange unter Schmerzzuständen gelitten haben, laufen dadurch wieder beschwerdefrei und können ihr Leben wieder in vollen Zügen genießen. In der Schulmedizin gibt es kein vergleichbares Produkt, das Ihrem Tier auf Dauer so gut hilft, wie die Teufelskralle.

Matthias Keßler

Grünlippmuschelextrakt für Hunde

Die Bedeutung der neuseeländischen Grünlippmuschel für die Gesunderhaltung der Gelenke wurde zufällig entdeckt. Schon vor Jahrzehnten bemerkten Forscher, dass sich die Ureinwohner Neuseelands, die Maoris, auch in hohem Alter eines bemerkenswert guten Zustandes Ihrer Gelenke erfreuten. Dies traf jedoch nur auf die an der Küste angesiedelten Maoris zu. Auf der Suche nach der Ursache stießen die Forscher auf die Grünlippmuschel, die in der Ernährung der Küstenbewohner eine große Rolle spielte.

Die Grünlippmuschel (lat: perna canaliculus), welche nur an den Küsten Neuseelands heimisch ist, wird wegen der weltweit großen Nachfrage seit Ende der 60er Jahre professionell gezüchtet. Neben dem Export als Delikatesse wird ein Teil der Jahresernte von 60.000 Tonnen zu Extrakt verarbeitet und medizinisch bzw. zur Nahrungsergänzung genutzt. Bei der Suche nach den Inhaltsstoffen, welche für die positive Wirkung auf die Gelenke verantwortlich sind, konnten Forscher zwei Substanzen identifizieren – die sogenannten Glycosaminglykane (GAG) und spezielle Omega-3-Fettsäuren.

Glycosaminglykane sind langkettige Eiweiß-Zucker-Moleküle, die auch Grundsubstanzen der Haut, des Bindegewebes und der Knorpel sind. Sie werden im Rahmen des Gelenkstoffwechsels besonders gut verwertet, da sie eine hohe Affinität zu den Grundbausteinen der Gelenkflüssigkeit und der Gelenkknorpel ausweisen. Da die Nährstoffe für den Aufbau der Gelenkflüssigkeit und des Gelenkknorpels über den Blutkreislauf zum Gelenk gelangen, trägt der regelmäßige Verzehr der Grünlippmuschel dazu bei, die Gelenke optimal mit diesen Nährstoffen zu versorgen.

Omega-3-Fettsäuren, welche vor allem in fettem Seefisch enthalten sind, haben als essentielle (d.h. sie können vom Körper nicht selbst hergestellt werden) Fettsäuren eine große Bedeutung für die Ernährung. Sie sind Antagonisten (Gegenspieler) anderer Fettsäuren und wirken unter anderem entzündungshemmend. Eine aktuelle wissenschaftliche Untersuchung australischer Wissenschaftler konnte einzigartige, bisher unbekannte Omega-3-Fettsäuren in der Grünlippmuschel identifizieren, die für die beobachteten anti-entzündlichen Eigenschaften der Grünlippmuschel verantwortlich sein könnten. Ein Teil der Grünlippmuschelernte wird deshalb auch zu Muschelöl verarbeitet, d.h. es werden nur die Fettsäuren extrahiert, und als Mittel bei entzündlichen Gelenkerkrankungen verwendet.

Da nicht nur Menschen, sondern auch Hunde, Katzen und Pferde von Gelenk-problemen betroffen sind, findet die Grünlippmuschel Anwendung sowohl im Human-, als auch im Veterinärbereich. Die Wirksamkeit ist mittlerweile nicht nur durch praktische Erfahrungen, sondern auch im Rahmen von wissenschaft-lichen Studien beobachtet worden. In einer Doppelblind-Studie mit 30 Pferden[1] mit degenerativen Gelenkerkrankungen hatten sich nach 6 Monaten Fütterung bei 73% das klinische Gesamtbild gebessert, 47% waren sogar lahmheitsfrei. Auch in einer Studie mit arthritischen Hunden[2] konnten signifikante Verbesserungen bei den Punkten „total arthritis score", Gelenkschmerzen und Gelenkschwellun-gen beobachtet werden.

Grünlippmuschelextrakt, auch als Grünlippmuschel-Konzentrat oder Grün-lippmuschelpulver bezeichnet, wird ausschließlich in Neuseeland hergestellt. Bei der Herstellung werden die frischen Grünlippmuscheln aufgebrochen, d.h. die Schale entfernt, das Fleisch abzentrifugiert und gefrostet. Das gefrorene Mu-schelfleisch wird anschließend zerkleinert und dann gefriergetrocknet. Durch das Verfahren der schonenden Gefriertrocknung wird gewährleistet, dass die im Fleisch enthaltene Flüssigkeit ohne den Einsatz von Hitze entzogen wird. Da-durch wird es möglich, die aktiven Bestandteile der Grünlippmuschel, z.B. die wertvollen Omega-3-Fettsäuren, zu erhalten. Das schonend gefriergetrocknete Muschelkonzentrat wird auch als stabilisiert bezeichnet.

Grünlippmuschelextrakt ist als Pulver, als Bestandteil von Ergänzungsfutter oder in Kapseln erhältlich. Für den Einsatz bei Hunden können natürlich auch Produkte verwendet werden, welche für den Einsatz bei Menschen konzipiert worden sind. Diese Produkte sind ausschließlich in Kapseln erhältlich, da das Muschelkonzentrat stark nach Fisch riecht. Durch die Verkapselung wird darü-ber hinaus eine bessere Haltbarkeit erreicht. Entscheidend ist letztlich die Quali-tät des Rohstoffes. Bei einigen Produkten ist auch entöltes Konzentrat enthalten, ein minderwertiger Reststoff ohne Omega-3-Fettsäuren, welcher bei der Produk-tion von Muschelöl übrigbleibt.

Grünlippmuschelextrakt kann für jeden Hund vorbeugend verwendet werden und kann zu diesem Zweck dauerhaft oder kurmäßig (2-3 mal jährlich für mind. 2 Monate) beigefüttert werden. Ein besonderer Bedarf besteht bei Hunden in der Wachstumsphase und bei älteren Hunden, welche häufig an Gelenkbeschwerden leiden. Grünlippmuschelextrakt wirkt nicht akut wie ein Arzneimittel, sondern auf ernährungsphysiologischem Weg. Typischerweise dauert es deshalb einige Wochen, bis Wirkungen zu beobachten sind.

Dosierung
Als übliche Dosierung gelten 0,5 g (für kleinere Hunde) bis 1 g (für größere Hun-de) Muschelkonzentrat pro Tag. Bei besonderem Bedarf, vor allem wenn schon

Beschwerden vorhanden sind, kann auch die doppelte Dosis gegeben werden. Grünlippmuschelextrakt wird von Hunden in der Regel gut akzeptiert, es kann ins Futter gemischt bzw. gedrückt werden, einige Verwender geben die Kapseln auch direkt als „Leckerli".

Nebenwirkungen / Wechselwirkungen

Nebenwirkungen und Wechselwirkungen sind im allgemeinen nicht zu befürchten, außer es würde eine Allergie gegen Eiweiß vorliegen. Beim Menschen kommt es teilweise zu Aufstoßen oder selten zu Blähungen. Obwohl Grünlippmuschelextrakt kein Arzneimittel, sondern ein Nahrungsergänzungsmittel ist, sollten Sie die Anwendung mit Ihrem Tierarzt oder Tierheilpraktiker absprechen.

(1) Dörrzapf, Anja: Die Wirksamkeit des Extraktes der „Grünlippigen Muschel" (Perna canaliculus) bei Pferden mit degenerativen Gelenkerkrankungen. 2002
(2) Bui LM, Bierer TL: Influence of green lipped mussels (Perna canaliculus) in alleviating signs of arthritis in dogs. 2003

Propolis

Allgemeines

Propolis ist nicht das von vielen gepriesene Allheilmittel. Seine Wirkungen und Einsatzgebiete sind aber so breit, dass es mir im Rahmen dieser Ausführung darauf ankommt, Ihnen einen groben Überblick über das Potential von Propolis zu geben. Alle Möglichkeiten zu beschreiben und dazu noch wertvolle Tipps für den Einsatz von Propolis zu geben, wäre ein Thema für ein eingenständiges Buch.

Propolis oder „Kitharz" ist der Baustoff, mit denen die Bienen Ihren Stock auskleiden. Sie gewinnen ihn aus verschiedenen Materialien aus verschiedenen Blattknospen von Bäumen und verwandeln ihn mittels ihres Körpersekretes in Propolis.

Propolis schützt den Bienenstock vor schädlichen Einflüssen von krankheitserregenden Bakterien, Viren, Pilzen und anderen dem Bienenvolk Unheil bringenden Mikroorganismen. So schützen die Bienen sich selbst, ihre Königin und ihre Brut.

Anwendungsbebiete

Da fast täglich neue Erkenntnisse und Erfahrungen hinzukommen, ist eine Auflistung und Beschreibung aller Einsatzgebiete von Propolis kaum möglich. Ich werde mir aber die größte Mühe geben, nichts wichtiges auszulassen.

Zunächt eine kurze Aufzählung aller mir bekannten Behandlungsmöglichkeiten:

- Wunden und Verletzungen der Haut
- Wunden und Verletzungen der Schleimhäute
- infektiös, entzündungs- und allergiebedingte Hautgeschehen
- Ohren-Entzündungen
- Maul- und Rachenentzündungen
- Magen-Darm-Entzündungen
- Sanierung des Verdauungstraktes nach Erkrankungen
- Entzündungen des Harntraktes
- direkte und indirekte Stärkung des Immunsystems

- Säuberung des Terrains vor Beginn der eigentlichen Behandlung
- Entgiftung und Regeneration von Körperzellen und Organen
- Unterstützung schulmedizinischer Behandlungen
- Entwurmung und Wiederherstellung eines gesunden Darm-Milieus
- Behandlung von Pilzinfektionen (Mykosen)
- psychische Störungen wie z.B. Angst

Wirkstoffe und Wirkungen

Neben Vitaminen, Spurenelementen, ätherischen Ölen, Enzymen und anderen heilsamen Inhaltsstoffen enthält Propolis diverse sekündäre Pflanzenstoffe. Dieser Zusammensetzung verdankt Propolis seine hauptsächlichen Wirkungen:

- antibiotische Wikrung gegen Bakterien, ohne Nebenwirkungen eines Antibiotikums
- keimhemmende Wirkung gegen Viren und Pilze
- Schmerzhemmung und Reizlinderung
- Beschleunigung der Wundheilung, meist ohne Narbenbildung
- direkte und indirekte Unterstützung des Immunsystems
- positiver Einfluss auf den Zellstoffwechsel und die Zellteilungsrate
- Bindung und Ausschwämmung giftiger Substanzen, insbesondere von Schmermetallen
- Förderung der mentalen Stärke

Neben- und Wechselwirkungen

In einigen, wenigen Fällen kam es bei der Verwendung von Propolis zu allergischen Reaktionen, die in der Regel jedoch keine lebesbedrohlichen Formen annahmen. Im Zweifelsfall ist vor dem Gebrauch eine solche Hautunverträglichkeit bei Ihrem Tier auszuschließen. Ansonsten ist von einem Einsatz mit purem oder nur mäßig verdünntem Propolis abzuraten.

Ob und welches Propolis-Produkt für Ihr Tier unbedenklich ist, lässt sich mit einem Bioresonanztest herausfinden.

Kontraindikationen

Nässende Ekzeme sollten nicht mit Propolis behandelt werden. Die Gefahr einer Verschlechterung ist zu gross. Diese Erfahrung habe ich leider schon selbst machen dürfen und wäre für diesen Tipp schon deshalb sehr dankbar gewesen.

Verabreichungsformen
Folgende Verabreichungsformen stehen Ihnen bei Ihrem Hund zur Verfügung:

Propolis pur
äußere Anwendung oder an Stellen, die von Außen gut zugänglich sind
erhältlich bei Bio-Imkern

Propolis-Tropfen
Anwendung bei Notwendigkeit hoher Propolis-Konzentration
Vorsicht beim Einsatz am Tier – hoher Alkoholanteil!

Propolis-Suspension
Behandlung innerer Erkrankungen und Regulierung innerer Systeme (z.B. Rachenentzündung oder Sanierung der Darmschleimhäute

Propolis-Salbe / -Creme
äußerliche, entzündungshemmende Anwendung bei Haut-Verletzungen
Anwendung in leicht zugänglichen Bereichen der Schleimhäute als Alternative
zur Suspension

Propolis-Pulver
äußerliche Anwendung bei allergischen Hautreaktionen
orale Anwendung über ein auf Eiweissbasis hergestelltes Propolis-Futter

Propolis-Kapseln
zur Behandlung innerer Erkrankungen oder zur Stärkung des Immunsystems -
je nach Anbieter variieren Propolis-Anteil und Zusammensetzung mit anderen
Bestandteilen

Propolis-Potenzen
homöopathisch aufbereitete, also potenzierte Form; Anwendung bei körperlichen Erkrankungen; Anwendung bei psychischen Erkrankungen;
in sämtlichen Potenzierungen verfügbar - von eigener Herstellung ist abzuraten, um ungenaue Resultate zu vermeiden

Dosierung
Die Auswahl und Dosierung des geeigneten Propolis-Produktes ist von der Art
der Erkrankung bzw. vom Behandlungsgrund abhängig. Wie vor jeder Arzneimittel-Behandlung sollte das Tier vorher von einem erfahrenen Tierarzt oder
Tierheilpraktiker untersucht werden.

Propolis hat eine antibiotische Wikrung, gegen Bakterien.
Propolis ist eine Alternative bei entzündungsbedingten Erkrankungen, die schulmedizinisch mit einem Antibiotikum behandelt werden, ohne dessen Nebenwirkungen zu verursachen. Die Bakterienstämme bauen im Gegensatz zur antibiotischen Behandlung keine Resistenzen auf.
Sollte ein Antibiotikum nötig sein, kann Propolis die Dosierung drastisch reduzieren. Bei einer Behandlung von Magen-Darm-Infektionen mit Propolis schädigt dieses die Darmflora nicht. Nach der Behandlung mit einem Antibiotikum oder einer Wurmkur unterstützt Propolis die Regeneration der Darmflora.

Propolis hat eine keimhemmende Wirkung gegen Viren und Pilze.
Im Gegensatz zu Antibiotika hat Propolis die gleiche Wirkung auch auf Viren und Pilze. Bei einer antibiotischen Behandlung zur Vorbeugung bakterieller Sekundärinfektionen, wirkt Propolis unterstützend und kann die Dosierung des Antibiotikums in der Regel um ein Drittel reduzieren.

Bei der Behandlung von Mykosen hemmt Propolis die Ausbreitung der Pilze. Die Pilze finden keinen geeigneten Nährboden mehr. Dies gilt für Pilzbefall der Haut und der Schleimhäute.

Tests haben auch einen erfolgreichen Einsatz gegen andere Darmparasiten wie z.B. Würmer gezeigt. Ebenso wie Pilze finden die Würmer keine Lebensgrundlage mehr.

Propolis hat eine schmerzhemmende und reizlindernde Wirkung.
Durch einen betäubenden Effekt lindert Propolis lokale Schmerzen und kann sogar einen starken Juckreiz auf ein erträgliches Maß reduzieren.

Propolis hat eine positive Wirkung auf die Wundheilung.
Durch einen positiven Einfluss auf die Zellteilungsrate und die reizlindernde Wirkung beschleunigt Propolis die Wundheilung enorm, wirkt Infektionen entgegen und vermeidet meist Narbenbildung. Dies gilt auch für die Heilung von z.B. Operationsnähten im Bereich der Haut oder Schleimhäute.

Wer es einmal bei Zahnsteinbehandlungen oder Zahnextraktionen kennengelernt hat, wird es nicht mehr missen wollen.

Propolis hat einen positiven Einfluss auf den Zellstoffwechsel und die Zellteilungsrate.
Der positive Einfluss auf die Zellteilungsrate und den Zellstoffwechsel ist für die gute Wundheilung verantwortlich. Propolis hat dabei einen direkten Einfluss auf die Energierate der Körperzellen, also auf die Energieverwertung der Körperzellen.

Propolis hat eine entgiftende, zellreinigende Wirkung.
Der Körper neigt dazu, Depots für schlechte Zeiten anzulegen. So speichert er überschüssige Engergie in Form von Fettzellen und auch das lebensnotwendige Blut wird vom Körper gespeichert, was z.B. in der Leber geschieht. Leider werden in diesen Depots aber nicht nur „gute Stoffe" eingelagert. Propolis hilft, den Körper von z.B. Medikamentenresten oder Schwermetallen zu entgiften – in der heutigen Zeit ein nicht zu unterschätzender Vorteil.

Propolis hat eine stimulierende Wirkung auf das Immunsystem.
Der große Vorteil von Propolis liegt nie in der Einzelwirkung, sondern immer das Zusammenspiel vieler verschiedener Wirkungen als Ganzes. Eines dieser großen Räder im Wirkungsspektrum ist der Einfluss auf das Immunsystem. Das gilt für ganz junge Tiere, deren Immunsystem noch nicht ausgebildet ist, wie auch für ältere Hunde, deren Immunsystem im Laufe der Jahre leider wieder abbaut. Mit regelmäßige Propolis-Kuren halten Sie ihren Hund möglichst lange gesund und fit.

Propolis hat einen positiven Einfluss auf die mentale Stärke.
Hier kommen vor allem die hohen, homöopathischen Potenzen zum Einsatz. So haben sich hohe LM-Potenzen zur Behandlung von ängstlichen und schreckhaften Hunden sehr bewährt. Oft genügt schon eine Gabe einer LM90 von Propolis.

Die Verabreichung hoher LM-Potenzen sollte jedoch nicht ohne einen mit diesen Arzneimitteln erfahrenen Therapeuten geschehen. Da die Wirkung dieser Potenzen für eine sehr lange Zeit anhält, ist Vorsicht geboten. Der stolze Preis einer solchen Potenzierung schreckt hier hoffentlich schon den einen oder anderen vor Selbstversuchen ab.

Schlussfolgerungen

Ich hoffe, dass ich Ihnen einen kleinen Einblick in die Wirkung und die Einsatzgebiete von Propolis geben konnte und Ihr Interesse geweckt habe, sich näher mit Propolis zu beschäftigen.

Das Internet bietet eine wahre Flut an guten Informationen. Hier werden Sie eine Menge nützlicher Tipps finden, wie Sie Ihren Hund gesund und fit erhalten und ihm bei kleineren Wehwehchen auch selbst helfen können.

Juliane Walther

Notwendigkeit von Behandlungen

Ich habe nicht schlecht gestaunt, wie viele Behandlungsmöglichkeiten es für Hunde gibt. Mir waren nur ein paar geläufig, die ich auch schon an mir selbst und an meinen Hunden angewendet habe. Wichtig bei allen Behandlungen ist, dass man seinem Hund etwas Gutes tut, wenn er leidet oder auch nur, wenn Sie ihm etwas Wohlbefinden bereiten möchten.

Priorität bei Hunden hat die Berührung. Tägliches Streicheln, z.B. nach dem Aufstehen, pflegt das Fell, es vermindert/verhindert Staub- und Schuppenbildung und - der wohl wichtigste Aspekt - Streicheln kurbelt die Durchblutung der Haut an. Streicheln und leichtes Massieren beim Hund bewirkt in etwa das, was wir bei einer Kopfmassage empfinden. Hier bieten sich auch spezielle Massagehandschuhe (Gummihandschuhe mit Noppen) an. Hunde lieben es, wenn ihre Bezugsperson ihnen Zeit widmet und genießen die Zuneigungsbekundungen. Belohnt wird Herrchen/Frauchen mit Gehorsam, mit für Menschen niedlichen Gesten und mit ungeteilter Aufmerksamkeit.

Allerdings benötigt der Hund ab und zu auch mehr Behandlung. Sei es, wenn er Verspannungen, Arthrose oder Schmerzen, Stress mit der Umwelt oder dem Alltag, etc. hat. Hierfür bieten sich viele Möglichkeiten, seinen Hund bestmöglich zu therapieren. Neben der schulmedizinischen Therapie des Tierarztes mit Schmerzmitteln, Entzündungshemmern, etc. können wir auch selbst am Körper des Hundes arbeiten. Nerven entspannen oder aktivieren, Muskeln lockern oder stabilisieren, Energien freisetzen u.v.m. stärken das gesunde Gewebe. Die Medikamente des Tierarztes greifen auf die kranken Stellen des Körpers zu.

Der Schwerpunkt fast aller Behandlungsmöglichkeiten ist, die Selbstheilungskräfte und die gesunden Teile des Körpers zu aktivieren und damit dafür zu sorgen, dass der Körper des Hundes sich selbst regeneriert, die Aufgaben kranker oder schwacher Organe übernimmt und so im Ganzen für mehr Wohlbefinden und Vitalität zu sorgen. Alle Behandlungsmöglichkeiten sind schon lange aus menschlichen Heilungsprozessen bekannt und erprobt. Schmerzen können gelindert werden, degenerierte Körperteile oder Organe können sich regenerieren und neue Kraft erlangen.

Allerdings können diese Behandlungsmethoden keine unheilbar kranken Hunde heilen. Lediglich das Wohlbefinden und das Körpergefühl kann bei solchen Hunden gestärkt und Selbstheilungskräfte angekurbelt werden. Bei Hunden können Bewegungs- und Sozialisationsdefizite, falsche Bewegung, (angeborene) Krankheiten, Stress, Verhaltensauffälligkeiten und „blöde", bzw. krankhafte Angewohnheiten u.v.m. ausgeglichen werden. Das Leben eines todkranken Hundes kann man allenfalls durch höhere Erträglichkeit und Linderung von Schmerz und Leid verlängern, aber mehr auch nicht.

Diese Behandlungen ersetzen nicht den Besuch beim Tierarzt!

Das Berufsbild des Tierheilpraktikers (THP)

Der Beruf des Tierheilpraktikers, kurz THP, erfreut sich einer steigenden Beliebtheit. Das Wissen über die Tätigkeit eines Tierheilpraktikers und die Ansätze, die er verfolgt, sind jedoch noch dünn gesäht. Um hier Aufklärung zu schaffen, habe ich diesen Artikel geschrieben.

Man kann sich unter einem THP am besten einen Heilpraktiker für Tiere vorstellen. Einen Therapeuten, der sich der ganzheitlichen Behandlung von Tieren verschrieben hat.

Immer mehr Menschen gehen den Weg weg von der schulmedizinischen Tiermedizin hin zur ganzheitlichen Tierheilkunde. Da sich die meisten schulmedizinisch arbeitenden Tierärzte jedoch nicht auf diese Behandlung verstehen, suchen diese Tierbesitzer immer häufiger den Tierheilpraktiker zur Behandlung ihrer Tiere auf.

Dies tun sie der in der Regel leider aber oft erst dann, wenn der Patient schulmedizinisch nicht weiter behandelt werden kann. Man spricht in diesen Fällen auch von Tieren, die schulmedizinisch austherapiert sind. Damit tun sie den Möglichkeiten des THP unrecht und auch ihren Tieren keinen Gefallen. So eignen sich die ganzheitlichen Verfahren, die er anwendet, auch ganz ausgezeichnet für akute Krankheitssituationen und sogar tierische Notfälle können ganz ausgezeichnet, schnell und erfolgreich behandelt werden.

Der THP verfolgt in der Behandlung von Tieren einen eigenen und selbstständigen Ansatz. Er versteht sich dabei nicht als Ersatz für den herkömmlichen Tierarzt oder die Tierklinik, sondern als eine Ergänzung bzw. Erweiterung deren Kompetent. So gibt es inzwischen schon viele kooperativ arbeitende Praxen, in denen ein Tierarzt, ein THP, ein Tierphysiotherapeut und ein Tiertrainer gemeinsam arbeiten. Für mich handelt es sich dabei um das Model der ganzheitlichen Tierbehandlung der Zukunft.

Welche Ansätze verfolgt der Tierheilpraktiker?

Um diese Ziele zu erreichen, bedient sich der THP verschiedener ganzheitlicher Therapieverfahren, die teilweise auf eine jahrhundertelange Tradition erfolgreicher Behandlungen zurückblicken. Die Akupunktur hat sogar eine seit über 4.000 Jahren existierende Erfolgsgeschichte.

Der ganzheitliche Ansatz, den der THP bei der Behandlung seiner tierischen Patienten verfolgt, betrachtet dabei das Lebewesen als Ganzes und nicht nur einzelne Symptome oder Auslöser einer Krankheit, wie dies in der Schulmedizin üblich ist.

Um zu verdeutlichen, was damit gemeint ist, greife ich auf ein einfaches Beispiel zurück. Ein Hund wird mit Durchfall vorgestellt. Der Tierhalter ist besorgt um sein Tier und in der Regel auch um seine schöne Auslegeware. Was ist zu tun?

Der Schulmediziner wird hier ein Antibiotikum und ein Mittel geben, das den Stuhl des Hundes festigt. Das könnten z.B. Kohletabletten sein. Eventuell wird noch eine Wurmkur gegeben, falls die letzte schon über ein halbes Jahr zurück liegt. Das Symptom „Durchfall" hat er somit fürs Erste erfolgreich behandelt. Doch um welchen Preis?

Die den Durchfall auslösende Ursache wurde völlig außen vor gelassen und bei der Behandlung nicht berücksichtigt. Das Antibiotikum schwächt das Immunsystem des Tieres und die Wurmkur zerstört einen Großteil dessen natürlicher Darmflora. Der Hund wird somit anfälliger für Folgeerkrankungen und die ursprüngliche, auslösende Erkrankung ist noch immer vorhanden.

Der THP wird hier zuerst den Auslöser für diesen Durchfall ausfindig zu machen. Dieser Auslöser kann natürlich vielfältig sein. So kann eine bakterielle oder virale Infektion die Ursache sein. Es kann aber auch sein, dass der Hund etwas schlechtes gefressen hat, das er nicht vertragen hat oder vielleicht sogar giftig war. Viele Hunde reagieren auf seelischen Stress oder körperliche Anstrengung mit Durchfall.

Um diesen, für den Hund individuellen Auslöser für den Durchfall zu finden, zieht der TPH nicht nur das hier offensichtliche Symptom „Durchfall" zu Rate. Er stellt in der Fallaufnahme alle die Erkrankung begleitenden und für sie charakterisierenden Symptome fest. Aus der Summe dieser geistigen, seelischen und körperlichen Symptome findet er das für den Hund individuell richtige Arzneimittel.

Begleitend zu dem so gefundenen, für das jeweilige Tier individuellen Arzneimittel wird er den Tierhalter beraten, wie er eine Wiederholung einer solchen Erkrankung in Zukunft vermeiden kann. Hier wäre im einzelnen Fall z.B. an eine Futterumstellung oder eine Änderung der Haltung oder Nutzung des Tieres zu denken. Auch wird er dem Tierhalter eine Kur vorschlagen, die die angegriffene Darmflora des Hundes wieder in ein natürliches Gleichgewicht bringt.

Im Gegensatz zur Schulmedizin - Ausschaltung des Symptoms „Durchfall" - verfolgt der TPH hier einen ganzheitlichen, individuellen Ansatz mit dem Ziel, langfristig Wohlbefinden und Gesundheit zu schaffen.

Als Grundlage für ein gesundes Tier wird dabei die Definition der Weltgesundheitsorganisation (WHO) zum Maßstab genommen, die dem Sinn nach aussagt: „Ein Tier ist dann als gesund zu betrachten, wenn seine körperlichen, geistigen und sozialen Bedürfnisse positiv erfüllt sind."

Welche Heilmethoden stehen zur Verfügung?

Die Methoden, die dem TPH bei der Ausübung seines Berufes zur Verfügung stehen, sind mannigfaltig. Diese im Einzelnen zu beschreiben, würde den Rahmen dieser Abhandlung um ein Vielfaches sprengen. Um Ihnen dennoch einen kleinen Überblick über die Möglichkeiten zu verschaffen, hier eine kurze Auflistung der wichtigsten Therapieformen:

- Akupressur
- Akupunktur
- Antihomotoxische Therapie
- Aromatherapie
- Bach-Blüten-Therapie
- Bioinformative Therapie
- Bioresonanztherapie
- Edelsteintherapie
- Eigenbluttherapie
- Farbtherapie
- Homöopathie
- Kinesiologie
- Lasertherapie
- Magnetfeldtherapie
- Neuraltherapie
- Nosoden-Therapie
- Phytotherapie
- Reiki
- Sanum-Therapie
- Schüsslersalz-Therapie

Entscheidend zur Findung der zur Behandlung des Hundes individuellen Therapie ist darüber auch das, der jeweiligen Methoden angepasste, diagnostische Verfahren. Wie auch in der Wahl der Heilmethoden, hat hier jeder Therapeut seine individuellen Vorlieben. Zu erwähnen wären hier die:

- körperliche Untersuchung des Hundes
- Anamnese
- Fallaufnahme in Sinne der Klassischen Homöopathie
- Fallaufnahme in Sinne der traditionellen chinesischen Medizin
- Bioresonanzanalyse
- Dunkelfeldmikroskopie
- Laboruntersuchungen
- Spenglersan Kolloid Bluttest

Bei welchen Erkrankungen kann ich zum Tierheilpraktiker gehen?
Im Grunde kann ich mit jeder Erkrankung zum Tierheilpraktiker gehen und
mein Tier ganzheitlich behandeln lassen. Ausnahmen bilden hier lediglich solche
Fälle, in denen operative Eingriffe unumgänglich sind.

Mit einem Knochenbruch führt der erste Gang natürlich zu einem entsprechend qualifizierten Tierarzt, der den Bruch mittels einer OP versorgen würde.
Zur Nachbehandlung der postoperativen Folgen und zur Verbesserung der Ab-
heilung des Bruches und der Operationswunde stehen dem THP dann allerdings
wieder sehr gute und effektive Möglichkeiten zur Verfügung.

Hier ein kurzer Überblick über die Möglichkeiten der ganzheitlichen Therapien:

* Notfälle - akute Verletzungen, Schock- und Komazustände wie z.B. Blu-
  tungen, Prellungen, Quetschungen, ...
* Akute und chronische Erkrankungen der Augen, Ohren und der Atemwe-
  ge wie z.B. Bindehautentzündungen, Ohrenentzündungen, Bronchitis, ...
* Akute und chronische Erkrankungen der Verdauungsorgane und der
  harnleitenden Organe wie z.B. Koliken, Magenreizungen, Nierenentzün-
  dungen, Blasenentzündungen, ...
* Akute und chronische Erkrankungen des Bewegungsapparates wie z.B.
  Lahmheiten, Gelenkschmerzen, Diskopathien, Hüftdysplasie, ...
* Akute und chronische Erkrankungen der Haut, des Fells und der Schleim-
  häute wie z.B. Ekzeme, Fisteln, ...
* Vorbeugende Maßnahmen zur Gesunderhaltung wie z.B. Stärkung des
  Immunsystems, ...
* Maßnahmen zur Behandlung von Verhaltensauffälligkeiten und -störun-
  gen wie z.B. angstbedingte Störungen, Aggressivität, Protestpinkeln, ...
* Maßnahmen zur Behandlung von bakteriellen Infektionen wie z.B. Strep-
  tokokken-Infektionen, Chlamydien-Infektionen, ...
* Maßnahmen zur Behandlung von viralen Infektionen wie z.B. Zwinger-
  husten, Parvovirose, Katzenseuche, ...
* Maßnahmen zur Behandlung von allergischen und immunbedingten Stö-
  rungen wie z.B. allergische Hautgeschehen, COPD, ...
* Maßnahmen zur Behandlung oder begleitenden Behandlung von chronisch degenerativen Erkrankungen wie z.B. Krebserkrankungen, ...
* Maßnahmen zur Behandlung oder begleitenden Behandlung von autoaggressiven Erkrankungen wie z.B. Pemphigus foliaceus (PF) , Diskoider
  Lupus Erythematosus (DLE), ...

Die ganzheitliche Behandlung von Tieren ist bei fachkundiger Anwendung sehr wirksam. Nebenwirkungen im Sinne der schulmedizinischen Therapie sind dabei kaum zu befürchten.

So kann der THP auch bei schulmedizinisch austherapierten und vermeintlich unheilbaren Fällen noch erstaunliche Erfolge erreichen. Viele Fälle, die von der Schulmedizin bereits aufgegeben wurden, haben so noch eine erstaunliche Wende erlebt. Aber auch in Fällen, in denen die Lebenskraft der Tiere nicht mehr stark genug war, eine Heilung zu bewirken, kann der THP noch Linderung für Ihr Tier erreichen oder ihm seinen „Letzten Weg" möglichst sanft und natürlich gestalten.

Was ist dem Tierheilpraktiker untersagt?

Die Tätigkeit der THP unterliegt dem Arzneimittel-, dem Tierschutz- und dem Tierseuchengesetz. Aus diesem Grund sind dem THP folgende Behandlungen verboten:

- das Impfen mit handelsüblichen Impfstoffen
- das Verwenden oder Verordnen verschreibungspflichtiger Arzneimittel
- das Verabreichen von Sedierungen und Narkosen

Aus letzterem Punkt ergibt sich somit auch, dass der THP keine Operationen und Einschläferungen von Tieren durchführen darf. Ebenso sind viele diagnostische Verfahren wie z.B. Ultraschall, Röntgen oder die Computertomographie dem entsprechend qualifizierten Tierarzt vorbehalten.

Warum soll ich zum Tierheilpraktiker gehen?

Viele Menschen sind enttäuscht von der Schulmedizin. Sie haben für sich und in zunehmendem Maße auch für ihre Tiere die Erfahrung gemacht, dass deren Methoden nicht mehr zu den gewünschten Ergebnissen führen. Oft werden nur noch Krankheitssymptome unterdrückt. Eine Heilung findet nur noch in seltenen Fällen statt. Das trifft in besonderem Maße für die immer mehr an Bedeutung gewinnenden chronischen Erkrankungen zu.

Der Tierheilpraktiker arbeitet jedoch nach einem ganzheitlichen Ansatz. Er behandelt nie nur ein einzelnes, augenscheinlich krankmachendes Symptom, sondern immer den Patienten in Gänze. Er ist der Überzeugung, dass wirkliche Heilung nur erreicht werden kann, wenn eine Gesundung auf allen Ebenen - Körper, Seele und Geist - erreicht wird.

Wie erkenne ich einen guten Tierheilpraktiker?

Einen guten Tierheilpraktiker zu erkennen ist ebenso einfach oder schwer, wie einen guten Tierarzt, einen guten Handwerker oder einen guten „Wen-Sie-auch-immer-gerade-brauchen". Vielleicht hat einer Ihrer Bekannten oder Freunde ja bereits Erfahrungen mit einem Tierheilpraktiker gemacht und kann Ihnen eine Empfehlung aussprechen.

Ansonsten können Sie sich bei einem der Verbände einen Tierheilpraktiker in Ihrer Nähe empfehlen lassen. Die Verbände haben ein großes Interesse daran, die Qualität der Arbeit hoch zu halten. Alle dort gelisteten Mitglieder sind ausgebildet und von unabhängiger Seite geprüft. Darüber hinaus sind sie verpflichtet, regelmäßig an Weiterbildungen teilzunehmen.

Als Ansprechpartner kommen die folgenden Verbände für THP in Frage, die jeweils auch im Internet vertreten sind.

- Kooperation der Tierheilpraktiker-Verbände e.V.
- Verband Deutscher Tierheilpraktiker e.V.

Wenn Sie dann einen Tierheilpraktiker gefunden haben und ihn konsultieren, hören Sie einfach auch auf Ihr Bauchgefühl. Beobachten Sie ihn bei der Arbeit und schauen Sie, ob er einen kompetenten Eindruck macht, wie er mit Ihrem Tier zurecht kommt, wie er sich mit der Tierart auskennt, ob er einen ruhigen aber dennoch engagierten Eindruck macht, ob er sich die nötige Zeit für Sie nimmt, ob er ganz bei der Sache ist, ob er Ihnen die Therapie und die Sachverhalte verständlich erklärt - Diese Aufzählung könnte ich noch beliebig weiterführen.

Wenn Sie ein gutes Gefühl haben und sich Ihr Tier bei ihm wohl fühlt, dann kann der Therapeut schon gar nicht so falsch sein.

Eins noch: Hüten Sie sich vor Therapeuten, die allzu vollmundige und absolute Aussagen machen. Egal, ob diese positiv oder negativ ausfallen. Nehmen Sie sich in Acht vor Therapeuten, die einen allzu selbstherrlichen Eindruck auf Sie machen. Wir sind alle keine „Götter" und ein bisschen Demut vor dem Leben hat noch keinem geschadet.

Fazit

Der Tierheilpraktiker kann und will den Tierarzt nicht ersetzen. Es wird immer Fälle geben, in denen der Gang zu einem entsprechenden Tierarzt, einem Facharzt für Tiermedizin oder einer Tierklinik angezeigt ist. In vielen Fällen bietet der Tierheilpraktiker Ihrem Tier jedoch eine echte Alternative und eine zusätzliche Chance. Bevor Sie also endgültige Schritte einleiten oder Ihrem Tier durch aggressive Behandlungsmethoden unnötig Leid zufügen, holen Sie sich einfach eine zweite Meinung ein. Ihr Tier wird es Ihnen danken.

Ernährungsberatung für Hunde?

Die Ernährung von Hunden hat sich im Laufe der Zeit immer wieder Änderungen unterzogen. Es gibt heute eine Vielzahl von Vorgehensweisen, die von Verabreichung fertiger Alleinfuttermittel bis hin zur komplizierten Rationsgestaltung mit aufwändigen Rezepturen reichen.

Alleinfutter sind leicht zu handhaben und sichern in der Regel ein ausgeglichenes Nährstoffangebot. Ihre Fütterung führt bei sachgerechter Zuteilung und guter Qualität nicht zu gesundheitlichen Problemen. Manchmal bereitet die Mengenzuteilung Probleme. Diese richtet sich nach dem Energiebedarf. Der Energiebedarf von Hunden hängt von vielen Faktoren ab. Bei unkritischer Verwendung bzw. Gabe zu hoher Mengen kann es zu Übergewicht und dadurch verursachten Folgeschäden kommen. Rasse und Körpergewicht sind wichtige Einflussfaktoren, doch diese können durch andere individuelle Besonderheiten überdeckt werden, denn auch innerhalb jeder Rasse variiert der Energiebedarf einzelner Tiere. Daher hört man immer wieder die Frage, warum der eigene Hund bei relativ wenig Futter „fett" wird oder umgekehrt, warum er bei einem „Löwenhunger" mager bleibt. Nährstoffmängel sind bei den üblichen Produkten, wenn sie als Alleinfutter deklariert sind, nahezu auszuschließen.

Ähnlich wie bei der eigenen Nahrung stellen viele Hundebesitzer das Futter für den Hund selbst aus haushaltsüblichen Komponenten zusammen. Das ist prinzipiell kein Problem, allerdings erfordert die richtige Rationsgestaltung Kenntnisse sowohl über den Bedarf des Hundes an Energie und Nährstoffen als auch über die Futtermittel, ihre Zusammensetzung, ihre Zubereitung sowie spezielle Eigenschaften, d.h. ihrer Vor-und Nachteile.

Neben Energie und Eiweiß benötigt der Hund die tägliche Zufuhr von ca. 25 Nährstoffen. Die notwendigen Mengen müssen abgedeckt werden, wobei es weder Mangel noch Überschuss geben sollte. Ein Beispiel: Kalzium und Phosphor sind vorrangig für die Stabilität des Skeletts verantwortlich. In sehr geringen Mengen ist Kalzium auch für die Blutgerinnung, die Reizleitung im Nervensystem sowie die Muskelkontraktion unentbehrlich. Phosphor, der in größeren Mengen (zu etwa 20%) in den Weichgeweben vorkommt, beteiligt sich an zahlreichen Vorgängen im Stoffwechsel, u.a. an der Bildung von energiereichen Phosphaten, dem Transport der Fette in Form von Phospholipiden und ist wichtiger Bestandteil der Zellkerneiweiße, insbesondere sind diese bedeutsam bei der Zellvermehrung. Der Bedarf wird über entsprechende mineralreiche Futterkomponenten oder spezielle Mineralfutter (Ergänzungsfutter) gedeckt. Dabei kommt es auf die richtige Dosierung an, sonst drohen Über- oder Unterversorgungen. Diese können besonders bei wachsenden Hunden zu erheblichen Entwicklungsstörungen führen.

Auch bei Fütterung auf Basis roher Futterkomponenten (sog. BARF-Fütterung) kann es zu Nährstofffehlversorgungen kommen, wenn nicht sachgerecht vorgegangen wird.

Ist daher eine Ernährungsberatung für Hunde erforderlich?

Die Frage kann man mit einem „ja" beantworten, und zwar immer dann, wenn man als Tierhalter selber unsicher ist oder aber der Verdacht einer ernährungsbedingten Problematik besteht. Häufig sind auch Fragen zu klären, die sich auf die spezielle Ernährung von chronisch kranken Hunden beziehen. In solchen Situationen kann man sich der Hilfe von Spezialisten bedienen, entweder niedergelassene Tierärzte oder Universitätsinstitute mit entsprechender Ausrichtung und den erforderlichen Kenntnissen der Physiologie, Klinik und Ernährungsmedizin.

Physiotherapie am Hund

Ein Physiotherapeut kümmert sich um die Linderung von Schmerzen, die infolge von Beeinträchtigungen oder Schädigungen des Bewegungsapparates (Skelett, Muskulatur, Gelenke, Bänder, Sehen) entstehen, sowie um die Wiederherstellung möglichst schmerzfreier Bewegungsabläufe bzw. um die Vorbeugung weiterer Folgeschäden, beispielsweise durch Fehl- oder Schonhaltungen.

Erscheint es ganz selbstverständlich, dass ein Mensch mit verspanntem Nacken, Rückenschmerzen, Zerrungen oder Brüchen zum Physiotherapeuten in Behandlung kommt, so hat sich die Tierphysiotherapie bei uns bisher hauptsächlich erst bei Sportpferden etablieren können. Vielen Hundebesitzern ist noch kaum bekannt oder nicht bewusst, dass auch Hunden nach vergleichbaren Erkrankungen des Bewegungsapparates entsprechend geholfen werden kann.

Einsatzgebiete der Hunde-Physiotherapie
- Skeletterkrankungen (HD, ED, OCD, Legg Calves Perthes, Patella-Luxation, Bruch-Nachbehandlung)
- Wirbelsäulenerkrankungen (Wirbelblockaden, Bandscheibenvorfall, Spondylose)
- Lahmheiten
- Nervenerkrankungen (Lähmungen, Cauda Equina- u. Wobbler-Syndrom)
- Degenerative Verschleißerkrankungen (Arthrose)
- Muskelerkrankungen (Muskelschwund, Hartspann)
- Rehabilitation und Muskelwiederaufbau nach Operationen (Kreuzbandriss, Patella-Luxation, Fraktur)
- Narben und Ödeme
- Mobilerhaltung alter Hunde
- Muskelaufbautraining für Sport- und Diensthunde

Methoden der Hunde-Physiotherapie
- Therapeutische Massagen
- Manuelle Therapien
- Aktive und passive Bewegungstherapie und Gangschulung (Krankengymnastik)

- Isometrische Koordinationsübungen
- Gerätetherapie (Schaukelbrett, Trampolin, Übungsparcours, etc.)
- Physikalische Therapien
  (Wärme- u. Kältetherapie, Elektrotherapie, Magnetfeldtherapie)
- Wassertherapie
- Kneipp'sche Wickel
- Lymphdrainage
- Wirbelsäulentherapie nach Dorn
- Etc. – je nach Qualifikation und Fortbildungen des Therapeuten

Während Menschen äußern können, wo sie welche Schmerzen empfinden, erkennt der Hundehalter, dass bei seinem Hund „etwas nicht stimmt" oft erst anhand von Gangunsicherheiten, Lahmheiten oder Schwierigkeiten beim Aufstehen oder Springen.

Leider ist auch heute noch vielen Menschen nicht bewusst, dass auch der Hund dann Schmerzen verspürt, wenn er nicht mehr richtig laufen kann, - auch wenn er nicht jault oder winselt.

Ein Hund versucht Schmerzen zu vermeiden, indem er eine Schon-, Vermeidungs- und damit Fehlhaltung einnimmt. Hält eine solche Fehlhaltung längerfristig an, so führt auch diese, zusätzlich zur ersten Schmerzursache, zu weiteren Folgeschäden am Bewegungsapparat, wie Muskelhartspann auf der überbelasteten Seite oder Muskelschwund auf der geschonten Seite. Deshalb ist es wichtig, möglichst rasch die Schmerzursache des Hundes vom Tierarzt diagnostizieren und behandeln zu lassen. Physiotherapie ist dabei eine sinnvolle Unterstützung und Ergänzung zur medizinisch-medikamentösen Behandlung eines Tierarztes. Physiotherapie kann jedoch die Tierarztbehandlung niemals ersetzen. Bei Vorliegen einer medizinischen Indikation sollten sämtliche physiotherapeutischen Behandlungen, wie auch in der Humanmedizin, nur von ausgebildeten Therapeuten mit fundierten anatomischen, physiologischen und pathologischen Kenntnissen durchgeführt werden. Denn immerhin handelt man an einem lebenden Wesen, an dem ein Unwissender erheblichen gesundheitlichen Schaden anrichten kann.

Oberste Behandlungsziele des Therapeuten sind: Schmerzlinderung, Verbesserung der Bewegungseinschränkung und Schulung von physiologischen Bewegungsabläufen.

Zur Entspannung ängstlicher oder älterer Hunde oder zum Aufwärmen und ‚cool down' bei im Leistungssport stehenden Hunden kann jedoch auch der Hundehalter einige Massagegriffe erlernen und anwenden, - sofern keine Kontra-Indikationen wie Entzündungen, Fieber, Infektionen, frische Brüche, Wunden oder Verletzungen, Trächtigkeit oder Tumore vorliegen! Die meisten Hunde empfinden eine reine Wellness-Massage als sehr angenehm. Dadurch lässt sich beispielsweise auch die Bindung zwischen Hund und Halter wesentlich verbessern.

Massage – eine uralte Heilmethode

Massage ist eine der ältesten überlieferten Heilanwendungen der Menschheit. Durch Massage wird die Fellhaut, das Gewebe und die Muskulatur manuell stimuliert. Jeder, der sich irgendwo gestoßen hat, reibt sich instinktiv diese Druckstelle, um damit den Schmerz etwas zu lindern.

Massagen können unterschiedliche Auswirkungen haben, je nachdem wie schnell oder langsam und wie kräftig oder sanft sie durchgeführt werden:

- Sanfte und langsame Massagen wie Streichungen senken die Muskelgrundspannung und entspannen und beruhigen damit verspannte, aufgeregte oder ängstliche Hunde bzw. schmerzhafte Körperpartien. Eine weitere Schmerzlinderung wird durch das Ausschwemmen schmerzauslösender Substanzen aus dem Gewebe erreicht.
- Etwas kräftigere Massagen wie Knetungen fördern die Durchblutung, regen den Zellstoffwechsel und Sauerstoffversorgung an und steigern lokal die Temperatur. Trotzdem werden auch sie noch als entspannend empfunden. Durch sie können Unterhautsverklebungen und Muskelverspannungen gelöst werden.
- Tiefgreifende Massagen pressen Flüssigkeiten aus Lymphgefäßen, Venen und Gewebe und leiten sie ab.
- Sehr kräftige Massagen wie Reibungen, Zirkelungen, Hackungen haben eine stark anregende Wirkung auf Stoffwechsel, Durchblutung und Muskeltonus und dienen dem Muskelaufbau oder der Nervenreizung bei Lähmungen.

Jede Massage sollte mit langsamen, sanften und großflächigen Ausstreichungen vom Hals über den den Rücken bis zur Rute mit gleichmäßigem Druck beider Hände (oder mit einer weichen Bürste oder einem Noppenhandschuh) in Fellrichtung beginnen, und damit auch wieder beendet werden. Dazwischen kann man einzelne spezielle Griffe je nach Bedürfnis des Hundes variieren. Als besonders angenehm empfinden die meisten Hunde das Hautrollen. Hierzu nimmt man eine Hautfalte mit beiden Händen hoch und rollt sie am Körper entlang vorwärts. Maximal 20 Minuten lang sollte massiert werden und höchstens zwei Mal pro Woche, weil andernfalls die Wirkung mit der Zeit abstumpft. Sofern der Hund bei irgendeiner Maßnahme Unbehagen zeigt, sollte man diesen Griff oder diese Maßnahme sofort abbrechen.

Entspannung und Schmerzlinderung für Hunde-Senioren

Hundesenioren haben oft altersbedingt Gelenkverschleiß und Arthrosen. Außerdem bewegen sie sich nicht mehr so viel und so agil wie in jungen Jahren. Die Folgen sind unter Umständen: Gewichtszunahme, Muskelabbau und Verspannungen infolge von Schonhaltungen. Als weitere Folge treten dann Schwierigkeiten beim Aufstehen und eine Bewegungsschwerfälligkeit auf – und damit noch mehr Gewichtszunahme, Muskelabbau und Verspannung. Arthrosebefallene Gelenke dürfen jedoch nicht geschont werden, weil dadurch der Knorpelabbau noch weiter fortschreitet. Speziell älteren Hunden mit Arthrosen können Hundehalter mit reinen Entspannungsmassagen per Hand oder mit einer weichen Sisalbürste Schmerzlinderung verschaffen, ihre Mobilität bewahren und damit ihre Lebensqualität im Alter etwas erhöhen. Auf die arthrosegeplagten Gelenke kann man zusätzlich 5 Minuten lang angewärmte Moor- oder Dinkelkissen auflegen. Auch hier gilt, dass es der Hund als angenehm empfinden muss, andernfalls sollte man es besser sein lassen. Ergänzend kann man alten bewegungseingeschränkten Hunden helfen, indem man ihnen erhöhte Fress- und Trinknäpfe hinstellt, darauf achtet, dass im Lebensumfeld rutschfreie Untergründe vorhanden sind, und ihnen fürs Auto Einstiegshilfen oder Rampen anbietet. Besonders bei nasskalter Witterung sollte der Hund nach jedem Spaziergang trocken- und warmgerubbelt werden. Spaziergänge sollten regelmäßig, aber nicht mehr stundenlang stattfinden. Überbelastungen sollten vermieden werden. Der Liegeplatz sollte sich direkt an einer Wand befinden, so dass sich der Hund beim Aufstehen oder Hinlegen abstützen kann.

Muskelaufbau und ‚Cool down' für Leistungssporthunde

Auf vielen Hundeplätzen kann man beobachten, dass Hunde in Boxen gesperrt werden, bis sie mit ihrer Übung an die Reihe kommen. Dann sollen sie aus dem Stand heraus ihren Parcours absolvieren. Kein Sportler käme auf die Idee, völlig untrainiert und unaufgewärmt einen Hindernislauf zu starten. Wen wundert es da eigentlich noch, dass so viele Hunde Bänderrisse oder andere Verschleißerscheinungen bekommen? Nach erfolgter Übung werden die Hunde, so erhitzt wie sie sind, gleich wieder in ihre Box gesperrt.

Sehr viel sinnvoller und gesünder ist es, mit dem Hund, schon bevor man überhaupt mit dem Hundesport beginnt, ein gezieltes Muskelaufbautraining, und später, vor jedem Übungseinsatz ein kurzes Aufwärmtraining von etwa 10 Minuten zu absolvieren. Genau so wichtig wäre es, nach erfolgtem Parcourslauf, ein 5-minütiges ‚cool down' folgen zu lassen, um die Erregung, die Temperatur, die Atmung und den Kreislauf wieder langsam herunterzufahren. Hunde-Physiotherapeuten können den Hundesportvereinen hier mit Rat und Tat zur Verfügung stehen, um den Hunden eine möglichst lange und gesunde Sportkarriere zu ermöglichen.

Osteopathie am Hund

Der Leistungssport im Humanbereich ist ohne manuelle Therapien undenkbar.

Auch Hunde sind im Sport hohen körperlichen Belastungen ausgesetzt. Sie leiden, ähnlich wie menschliche Athleten, an Problemen des Bewegungsapparats, die durch das intensive Training bedingt sind.

Aber auch Hunde die „nur" Freizeitpartner des Menschen sind, können durch falsches Führen an der Leine, Bewegungsmangel, aber auch durch Aufzuchtmängel oder Überzüchtung anfällig für Störungen des Bewegungsapparates sein.

Dadurch können sich latente Bewegungsstörungen einstellen, die sich zunächst durch Verhaltensauffälligkeiten äußern, wie zum Beispiel Unwille aufzustehen oder Bewegungsunlust.

Diese Veränderungen fallen dem aufmerksamen Hundebesitzer zwar auf, werden aber oft nicht mit Gesundheitsproblemen in Zusammenhang gebracht. Oft wird dem Hund einfach Lustlosigkeit und Arbeitsunwilligkeit unterstellt, ohne zu berücksichtigen, dass dieses Verhalten durch Verspannungen und Blockaden verursacht ist. Sie können erste Warnzeichen einer manifesten Erkrankung darstellen.

Derartige Bewegungseinschränkungen stellen noch keine schulmedizinische Behandlungsindikation dar, bereiten dem Hund aber dennoch Schmerzen und machen sich durch eine Leistungseinschränkung bemerkbar.

Die Osteopathie gehört zu den manuellen Behandlungsmethoden. Das Ziel der Behandlung ist die Wiederherstellung der Beweglichkeit der Gelenke von Wirbelsäule und Gliedmaßen.

Beim Vorliegen einer funktionellen Einschränkung der Wirbelsäule kommt es zur Störung der Blutversorgung. Daraus können mangelhafte Bewegungskoordination oder Fehlfunktionen der Organe, zum Beispiel des Herzens und der Verdauungsorgane, resultieren.

Bei Blockaden versucht der Körper, die fehlende Beweglichkeit der Wirbelsäule zu kompensieren und auftretenden Schmerzen auszuweichen, indem er seine Bewegungen und Körperhaltung verändert. Dadurch kann es zu vermehrter mechanischer Belastung von anderen Gelenken des Körpers kommen, so dass dadurch sekundäre Blockaden entstehen, die eine Verschlimmerung des Zustandes hervorrufen können. Blockaden äußern sich durch folgende Symptome:

- Bewegungseinschränkungen
- akute Nacken- und Rückenschmerzen
- Muskelverspannungen
- eingeschränkte Leistungsfähigkeit
- Bewegungsunlust
- Probleme beim Treppensteigen
- Schmerzen bei bestimmten Bewegungen
- Überempfindlichkeit bei Berührung
- Vegetative Störungen wie z.B. Verdauungsstörungen

Bei einer osteopathischen Behandlung wird zunächst der Bewegungsspielraum der Gelenke überprüft, dabei vorgefundene Bewegungseinschränkungen werden mit gezielten Techniken behandelt und behoben.

Akupunktur am Hund

Was ist Akupunktur und wo ist ihr Platz in der Medizin?

Akupunktur ist Bestandteil der sogenannten TCM, der Traditionellen Chinesischen Medizin, deren Ursprünge sich bis in das 3. Jahrtausend vor Christus zurückverfolgen lassen. Die TCM ist eine ganzheitliche Diagnose- und Therapiemethode, die alle Lebensumstände eines Individuums mit einbezieht. Die Akupunktur basiert auf der gezielten Stimulation spezifischer Körperpunkte, wodurch verschiedene biochemische und physiologische Zustände verändert werden. Sie ist eine Methode, die die Selbstheilungskräfte des Körpers aktiviert, das Gleichgewicht im Körper wiederherstellt und die Ursache von Störungen behebt.

Warum Akupunktur?

Für viele schulmedizinisch austherapierte, meist dauerhaft auf Cortison oder Schmerzmittel angewiesene Patienten stellt die Akupunktur eine alternative Methode dar, die bei gleichen oder besseren Behandlungsaussichten ohne Nebenwirkungen auskommt. Daher sind insbesondere chronische Erkrankungen gut mit der Akupunktur zu therapieren.

Ist Akupunktur schmerzhaft?

Das Setzen der sehr feinen, hauchdünnen Akupunkturnadel wird vom Patienten kaum registriert und wird daher vom Patienten als deutlich angenehmer empfunden als eine Impfung.

Wie groß sind die Heilungschancen mit Akupunktur?

Nach genauer Untersuchung des Tieres wird die Heilungschance für jeden Fall individuell bestimmt. Typischerweise liegen diese, etwa bei orthopädischen Beschwerden, bei ca. 80 Prozent.

Ist Wirksamkeit der Akupunktur wissenschaftlich nachgewiesen?

Mittlerweile belegen viele wissenschaftliche Studien die sehr guten Behandlungserfolge der Akupunktur. Vor allem bei Schmerzpatienten konnten oft größere Erfolge erzielt werden, als durch die konventionelle medikamentöse Behandlung. Nicht umsonst wird diese Methode seit mehr als 5000 Jahren erfolgreich in China angewendet.

Ist Akupunktur auch bei nervösen oder aktiven Tieren möglich?
Sobald die Nadeln gesetzt sind, kommt es durch die Ausschüttung von körpereigenen Beruhigungsstoffen zur schnellen Entspannung des Tieres, so dass viele Patienten sogar einschlafen.

Sind Nebenwirkungen zu erwarten?
Bei sachgemäßer Anwendung durch qualifizierte Fachleute, die genaue anatomische und physiologische Kenntnisse besitzen, sind Nebenwirkungen weitestgehend auszuschließen.

Wirkungsweise
Zu den wichtigsten Wirkungen zählen die Freisetzung von körpereigenen, entzündungshemmenden und schmerzlindernden Stoffen (Endorphine), die Stimulierung des Immunsystems und der Nerven sowie die Wundheilungs- und Durchblutungsförderung.

Akupunktur hilft bei:

Störungen des Bewegungsapparates: HD (Hüftgelenksdysplasie); Arthritis, Arthrose, Spondylosen; Bandscheibenprobleme; postoperative Bewegungsstörungen
Verletzungsfolgen; Innere Organerkrankungen; Inkontinenz; Chronisches Erbrechen; Chronischer Durchfall; Verstopfung
Hauterkrankungen: chronische, allergische Hautentzündung; sensorische Neurodermitis
Atemwegserkrankungen: Asthma
Psychische Erkrankungen: Angstneurosen; Aggression; Unsauberkeit
Neurologische Erkrankungen: Nervenverletzungen; bestimmte Arten von Lähmungen Epilepsie

Tier-Homöopathie

Die Homöopathie stellt eine der grundlegenden Therapieformen in der ganzheitlichen Tierheilkunde dar. Dem geübten und erfahrenen Therapeuten steht mit ihr ein sanftes, aber auch sehr effektives und durchdringendes Instrument bei der Behandlung und Heilung von Lebewesen zur Verfügung. Auf der anderen Seite gibt es allerdings auch in kaum einer Therapieform so viele Missverständnisse und so viele Irrtümer aufzuklären wie in der Homöopathie. Um hier einen kleinen Beitrag zu leisten, habe ich diese kurze Abhandlung verfaßt.

Die Geschichte der Homöopathie

Der Arzt und Wissenschaftler Samuel Hahnemann sah sich im ausgehenden 18. Jahrhundert mit einer Menge schwerwiegender Erkrankungen und Epidemien gegenübergestellt. Da er in die damaligen schulmedizinischen Methoden nur wenig Vertrauen hatte, suchte er aktiv nach neuen Wegen zur Heilung seiner Patienten.

Bei einem Selbstversuch zur Findung neuer Arzneimittel fand er heraus, dass Chinarinde bei ihm die gleichen Beschwerden hervorrief wie diese bei der Behandlung seiner kranken Patienten beseitigen sollte. Er nannte es das Ähnlichkeits-Prinzip. Darüber hinaus war ihm die Intensität der Chinarinde zu stark. Sie rief beim Kranken eine zu starke Reaktion hervor. Er stellte daher Versuche an, diese in verdünnter Form zu verabreichen. Diese Verabreichung bekam den Patienten sehr gut und die Nebenwirkungen verschwanden.

Die Prinzipien der Homöopathie

Aus seinen in diesen Versuchsreihen gewonnenen Erkenntnissen stellte Hahnemann die Grundprinzipien der Homöopathie auf, die da lauten:

- das Prinzip der Ähnlichkeit (Simile)
- das Prinzip der Arzneimittelprüfung
- das Prinzip der Verabreichung

Hahnemann hat seinerzeit alle seine Erkenntnisse in einem Buch, dem „Organon der Heilkunst" zusammengefasst. Das Buch ist, wie ein Gesetzbuch in 291 Paragraphen gegliedert und zur Zeit in der 6. Auflage erhältlich. Man nennt es deshalb auch gerne das „Gesetzbuch" oder die „Bibel" der Homöopathie. Der

Organon enthält alle wichtigen Informationen, die der Therapeut zur richtigen Feststellung und Behandlung von Erkrankungen im Sinne der Homöopathie benötigt. Darüber hinaus stellt er klare Richtlinien zur Prüfung und Herstellung homöopathischer Arzneimittel auf.

Das Prinzip der Ähnlichkeit

Das Prinzip der Ähnlichkeit sagt folgendes aus: ein Arzneimittel ist dann passend für den Kranken, wenn es am Gesunden eine ähnliche Kunstkrankheit erzeugt wie die, unter der der Kranke leidet. Das heißt, sie erzeugt beim Gesunden ähnliche Symptome, wie sie auch der Kranke verspürt. Bei der Auswahl der Symptome werden neben den körperlichen Symptomen die Geist- und Gemütssymptome besonders gewertet.

Das Prinzip der Arzneimittelprüfung

Um diese Ähnlichkeit des Arzneimittels herauszufinden, muß für jedes homöopathische Arzneimittel eine Arzneimittelprüfung stattfinden. Diese wird am gesunden Menschen durchgeführt. Die sich bei jedem Probanden ergebenden Symptome werden in einem Arzneimittelbild dokumentiert. Aus den verschiedenen Arzneimittelbildern setzt sich dann die Materia Medica zusammen.

Das Prinzip der Verabreichung

Das Prinzip der Verabreichung setzt sich aus der Verdünnung und der Potenzierung des Arzneimittels zusammen. Hahnemann hat seine Arzneimittel zu Anfang lediglich verdünnt. Da es damals jedoch noch nicht so feine Waagen gab, stellte dies oft ein Problem dar. Aus diesem Grund hat er die Arzneimittel in kleineren Schritten verdünnt und sie zwischen den Verdünnungsschritten immer wieder verschüttelt, woraus sich die Potenzierung ergab.

Die Herstellung homöopathischer Arzneimittel

Homöopathische Arzneimittel werden heute in verschiedenen Potenzen angeboten. Die handelsüblichen sind die D- und C-Potenzen. Darüber hinaus gibt es die bei uns weniger gebräuchlichen K-, Q- , LM- und FM-Potenzen.

Die Herstellung der verschiedenen Potenzen erfolgt, mit Ausnahme der FM-Potenzen, nach dem gleichen Muster. Das Arzneimittel wird mit einer Trägersubstanz verdünnt und dann nach einem bestimmten Verfahren verschüttelt. Bei wasserlöslichen Substanzen erfolgt die Verdünnung dabei auf Alkoholbasis.

Bei nicht wasserlöslichen Stoffen erfolgt diese in den ersten drei Schritten auf Lactosebasis.

Zur Herstellung einer D1 wird z.B. 1 ml des Arzneimittels in seiner Urpotenz mit 9 ml der Trägersubstanz verdünnt und dann auf einen festen, elastischen Untergrund 10mal geschlagen und somit verschüttelt. Die Homöopathie nennt diese spezielle Art der Verschüttelung Potenzierung. Zur Herstellung einer D2 nimmt man jetzt 1 ml der D1 und wiederum 9 ml der Trägersubstanz und wiederholt den Verschüttelungsvorgang. Dieser Vorgang wiederholt sich so lange, bis die gewünschte Potenz erreicht ist.

Um ein Arzneimittel in einer C-Potenz herzustellen wird die jeweils niedrigere Potenz im Verhältnis 1:100 verdünnt und mit 100 Schüttelschlägen potenziert.

Die homöopathische Beurteilung von Krankheit

Die Homöopathie unterscheidet akute und chronische Erkrankungen. Akute Erkrankungen haben alle einen Anfang, einen Höhepunkt und eine abfallende Kurve des Krankheitsgeschehens, bis sie zu einem Ende kommen. Dieses Krankheitsende kann für den Patienten positiv oder negativ sein. Chronische Erkrankungen haben zwar einen Anfang aber keinen Höhepunkt und kein Ende. Sie verlaufen in Schüben. Diese Schübe verzehren die Lebenskraft des Patienten immer mehr, bis sich ein natürliches Ende einstellt.

Hahnemann unterschied die chronischen Krankheiten in verschiedene Miasmen und Kombinationen aus Miasmen. Er unterschied die Psora, die Sykose, die Syphilis und die sich daraus ergebenden Kombinationen, die verschieden Formen der Tuberkulinie. Diese Miasmen können erworben und/oder vererbt sein.

Bei der Beurteilung von Krankheit geht die Homöopathie immer von einem ganzheitlichen Ansatz aus. Es werden immer alle geistigen, seelischen und körperlichen Symptome einer Krankheit zur Hilfe gezogen. Im Gegensatz zur Schulmedizin werden nie nur künstlich definierte Krankheiten wie z.B. Bronchitis, Gastritis und Krebs oder einzelne Symptome wie z.B. Fieber, Durchfall und Tumor behandelt, sondern immer der ganze Patient mit seinen individuellen Erscheinungen.

Die Wirkung homöopathischer Arzneimittel

Im Gegensatz zu den meisten schulmedizinisch angewandten Arzneimitteln ist die Wirkung der homöopathischen Arzneien für viele Patientenbesitzer recht abstrakt. Im Vergleich zu einem Antibiotikum z.B., das die Aufgabe hat, bestimmte Bakterienstämme abzutöten, haben homöopathische Verschreibungen nicht so klar definierte Aufgaben. Eine solche Wirkungsweise würde zur homöopathischen Beurteilung von Krankheit ja auch im direkten Gegensatz stehen.

Die Wirkung eines homöopathischen Arzneimittels ergibt sich vielmehr aus seinem Arzneimittelbild, dessen Informationen es der Lebenskraft des erkrankten Patienten zur Verfügung stellt. Es gibt der Lebenskraft also die nötigen Informationen, um selbst mit der Erkrankung fertig zu werden.

Die Wirkung des homöopathischen Arzneimittels ist auch abhängig von der Potenzierung, in der es dem Patienten verabreicht wird. So greifen niedrige Potenzierungen weniger tief und intensiv in das Geschehen ein wie dies bei hohen und höchsten Potenzen der Fall ist. Ausschlaggebend für den Grad der Potenzierung ist dabei weniger der Grad der Verdünnung, sondern die Häufigkeit der Potenzierung, also der Verschüttelung des Arzneimittels.

Die homöopathische Unterdrückung

Entgegen der allgemeinen Annahme sind homöopathische Arzneimittel zwar frei von Nebenwirkungen im Sinne der Schulmedizin, sie können aber durchaus Schaden am Patienten anrichten. So kann ein falsch gewähltes oder dosiertes homöopathisches Arzneimittel diverse Auswirkungen auf den Patienten haben, die den Heilungsverlauf negativ beeinflussen oder verfälschen.

- Sie können Symptome unterdrücken, die sich dann verlagern und anderweitig zum Ausdruck kommen.
- Sie können Symptome und somit den gesamten Heilungsverlauf verschleiern.
- Sie können Verschlimmerungen hervorrufen, die den Patienten und dessen Lebensenergie unnötig schwächen.
- Sie können den Patienten dazu veranlassen, die dem Arzneimittel typischen Arzneimittel-Prüfsymptome zu entwickeln, was dessen Lebensenergie zusätzlich schwächt.

Eins sorgsame Auswahl des richtigen, für den Patienten homöopathischen Arzneimittels ist somit von entscheidender Bedeutung für dessen Heilung.

Die Indikationen zum Einsatz der Homöopathie

Aus der oben genannten Wirkung der homöopathischen Arzneimittel ergibt sich auch schon ein Ansatz für deren Indikation. Eine Beurteilung der Wirksamkeit der Homöopathie liegt somit weniger im Ausmaß, der Intensität oder der Bedrohlichkeit einer Erkrankung, sondern ausschließlich in der Stärke der Lebenskraft des Patienten.

Hat der Patient genug Lebenskraft, den Kampf gegen die Erkrankung aufzunehmen und zu gewinnen, hat der Patient eine sehr gute Chance, geheilt zu werden.

Hier eine beispielhafte Auflistung der Erkrankungen, die homöopathisch behandelt werden können, oder bei deren Behandlung die Homöopathie unterstützend Einsatz finden könnte:

- Notfälle - akute Verletzungen, Schock- und Komazustände wie z.B. Blutungen, Prellungen, Quetschungen
- Akute und chronische Erkrankungen der Augen, Ohren und der Atemwege wie z.B. Bindehautentzündungen, Ohrenentzündungen, Bronchitis
- Akute und chronische Erkrankungen der Verdauungsorgane und der harnleitenden Organe wie z.B. Koliken, Magenreizungen, Nierenentzündungen, Blasenentzündungen
- Akute und chronische Erkrankungen des Bewegungsapparates wie z.B. Lahmheiten, Gelenkschmerzen, Diskopathien, Hüftgelenksdysplasie
- Akute und chronische Erkrankungen der Haut, des Fells und der Schleimhäute wie z.B. Ekzeme, Fisteln
- Vorbeugende Maßnahmen zur Gesunderhaltung wie z.B. Stärkung des Imunsystems
- Maßnahmen zur Behandlung von Verhaltensauffälligkeiten und -störungen wie z.B. angstbedingte Störungen, Aggressivität, Protestpinkeln
- Maßnahmen zur Behandlung von bakteriellen Infektionen wie z.B. Streptokokken-Infektionen, Chlamydien-Infektionen
- Maßnahmen zur Behandlung von viralen Infektionen wie z.B. Zwingerhusten, Parvovirose, Katzenseuche
- Maßnahmen zur Behandlung von allergischen und immunbedingten Störungen wie z.B. allergische Hautgeschehen, COPD
- Maßnahmen zur Behandlung oder begleitenden Behandlung von chronisch degenerativen Erkrankungen wie z.B. Krebserkrankungen
- Maßnahmen zur Behandlung oder begleitenden Behandlung von autoaggressiven Erkrankungen wie z.B. Pemphigus foliaceus (PF) , Diskoider Lupus Erythematosus (DLE)

Leider sehen homöopathisch arbeitende Therapeuten die Tiere oft erst, wenn schulmedizinisch alles Mögliche und Unmögliche getan wurde und sich die Tiere bereits in einem bedauernswürdigen Zustand befinden. Die Lebenskraft des Patienten ist zu diesem Zeitpunkt bereits sehr geschwächt und die Geduld und die Hoffnung dessen Besitzers gehen ebenfalls schon gegen Null.

Dieses Vorgehen wird der Homöopathie nicht gerecht. Jeder Tierhalter sollte sich klar vor Augen führen, dass er mit dieser Entscheidung eine sehr wirksame

Therapieform von Anfang an ausschlägt und seinem Tier somit einer guten Chance, Heilung zu erzielen, beraubt.

Als Begründung für das Ausbleiben oder erste sehr späte Durchführen einer homöopathischen Therapie wird hier oft angegeben, dass der Tierhalter nicht an die Wirksamkeit der Homöopathie glaubt. Ein Glaube, der einer erfolgreichen homöopathischen Behandlung zwar nicht im Wege steht, die auf diesen allerdings in keinster Weise angewiesen ist.

Die homöopathische Fallaufnahme

Am Anfang einer jeden homöopathischen Behandlung steht die homöopathische Fallaufnahme. Diese setzt sich aus einer körperlichen Untersuchung des Patienten und einer ausführlichen Anamnese, das heißt einer ausführlichen Befragung des Tierhalters zusammen. Eine solche Anamnese kann durchaus ein bis zwei Stunden dauern. Aber nur auf diese Weise erfährt der Therapeut von allen wichtigen geistigen, seelischen und körperlichen Symptomen, die er für die richtige Arzneimittelwahl braucht.

Eine Beschränkung auf die körperliche Untersuchung und eine Befragung über die körperlichen Symptome des Patienten würde uns keinen Aufschluss über die wichtigen Geist- und Gemütssymptome geben. Man spricht in einem solchen Fall von klinischer Homöopathie. Diese kann zwar in einigen Fällen wirksam sein, führt aber in den wenigsten Fällen zu einer Heilung des Patienten und birgt die Gefahr der homöopathischen Unterdrückung des Krankheitsgeschehens.

Die homöopathische Arzneimittelfindung

Die Findung des richtigen, für den Patienten individuellen, homöopathischen Arzneimittels ergibt sich in erster Linie aus der homöopathischen Fallaufnahme und der richtigen Interpretation der sich daraus ergebenden, ausschlaggebenden Symptome.

Als erstes stellt sich hier die Frage, ob es sich um eine akute oder chronische Erkrankung handelt. Dann ist es von entscheidender Bedeutung, ob wir bereits eine auslösende Ursache für die Erkrankung finden. Wenn dies der Fall ist, so hat diese eine entscheidende Bedeutung für die Findung des angezeigten Arzneimittels. Das gleiche gilt für auftretende paradoxe Symptome, also Symptome, die in diesem Zusammenhang äußerst ungewöhnlich sind. Als Beispiele hierfür haben wir einen Patienten mit trockenen Maulschleimhäuten, der ungern trinkt.

Mittels der auslösenden Ursache und/oder der sich aus der Fallaufnahme ergebenden, ausschlaggebenden Symptome werden jetzt unter Zuhilfenahme eines

Repertoriums ein oder mehrere homöopathische Arzneimittel herausgearbeitet. Man nennt diesen Vorgang „Repertorisieren". Die sich so ergebenden Arzneimittel werden dann mit deren homöopathischen Arzneimittelbildern verglichen, um so das für den Patienten homöopathische Arzneimittel zu finden.

In akuten, lebensbedrohlichen Fällen kann auf die homöopathische Fallaufnahme und die korrekte Arzneimittelfindung auch schon einmal verzichtet werden und die Arzneimittelfindung nach klinischen Kriterien erfolgen. Das so gefundene Arzneimittel dient in diesen Fällen allerdings nur der momentanen Stabilisierung des Patienten. Die Wahrscheinlichkeit, dass eine auf diesem Wege gefundene Arznei eine endgültige Heilung des Patienten zur Folge hat, ist jedoch eher gering. Im Anschluss an eine solche Behandlung sollte also immer eine detaillierte, homöopathische Vorgehensweise stehen.

Die Auswahl der richtigen Potenzierung

Die Findung der, für den Patienten individuellen, Potenzierung des homöopathischen Arzneimittels ist so persönlich, wie die Wahl des Arzneimittels selbst. Es gibt hier zwar ein paar Faustregeln, die aber nur bedingt Einsatz finden sollten. In der Vergangenheit hat sich herausgestellt, dass bei akuten, lebensbedrohlichen Fällen eher niedrige Potenzen eingesetzt werden sollten. Das gleiche gilt für alte Patienten und solche Fälle, in denen die Lebenskraft bereits sehr schwach ist und eine Erstverschlimmerung vermieden werden sollte, da diese für den Patienten einen lebensbedrohlichen Zustand herbeiführen könnte.

So ist bei einer niedrigen Potenz der materielle Anteil des Arzneimittels noch messbar und hat somit einen Einfluss auf dessen Wirkung. Bei hohen Potenzen steigt jedoch der Informationsgehalt und somit die „Deutlichkeit", mit der das Arzneimittel Einfluss auf die Lebenskraft hat.

Eine andere Regel besagt, dass niedrig potenzierte Arzneimittel häufiger gegeben werden sollten als hohe oder höchste Potenzen. Durch deren höhere Dynamisierung hält deren Information auch länger an. Durch die teilweise recht hohen Stoffwechselaktivitäten unserer tierischen Patienten kann es jedoch angesagt sein, selbst hohe Potenzen in schnellerer Folge zu geben.

Die Verabreichung homöopathischer Arzneimittel

Homöopathische Arzneimittel werden in der Regel in Form von Globuli (Streukügelchen), Tabletten, Tropfen und Injektionen angeboten. Die wohl bekannteste Form der Verabreichung ist die der Globuli. Diese ist auch die beim Tier am unproblematischsten einsetzbare Form der Verabreichung.

Da der homöopathische Wirkstoff bei der Herstellung von außen auf die Globuli aufgesprüht wird, reicht bei der Verabreichung der einfache Kontakt mit den Schleimhäuten des Tieres. Aus diesem Grund sollten die Globuli auch nicht mit der Hand gegeben werden. Ein Teil des Wirkstoffes würde so bereits vor der Eingabe des Arzneimittels an den Fingern des Verabreichenden hängen bleiben und die Wirkung beim Patienten somit geschmälert.

Die Beurteilung des homöopathischen Heilungsverlaufes

Bei der Beurteilung des Heilungsverlaufes gibt es zwei verschiedene Lager, die sich jedoch nur im Ansatz unterscheiden. Meiner Meinung nach sollte allerdings auch hier eher ruhig und besonnen vorgegangen werden.

Stellt sich nach Beginn der Behandlung ein sofortiges und absolutes Ausbleiben der erstrangigen, körperlichen Symptome ein, ist die Gefahr recht hoch, dass es sich hier um eine Unterdrückung handelt. Entscheidend ist jetzt, ob sich die geistigen und psychischen Symptome und der Allgemeinzustand des Tieres ebenfalls so positiv verändern oder nicht. In beiden Fällen sollte das Arzneimittel zuerst einmal ausgesetzt werden, da es entweder so gut war, dass es bereits erfolgreich gewirkt hat, oder so falsch war, dass es eine Unterdrückung hervorgerufen hat.

Sollte sich nach Beginn der Behandlung eine sogenannte „Erstverschlimmerung" einstellen, ist es wichtig, diese zu beurteilen und die weitere Gabe mit den Therapeuten abzustimmen. Sollte diese zu stark ausfallen, ist das Arzneimittel passend, dessen Potenzierung allerdings nicht. Auch sollte es sich bei dieser Erstverschlimmerung um Symptome handeln, die der Patient bereits hat oder zu einem früheren Zeitpunkt der Krankheit schon einmal hatte. Diese sollten in ihrer Intensität und ihrem Umfang jedoch nicht so stark ausgeprägt sein, wie dies der Fall war. Ansonsten ist entweder das Arzneimittel und/oder die Potenz falsch gewählt.

Homöopathische Arzneimittel sollten jedoch in jedem Fall nur so lange verabreicht werden, wie sie eine Besserung beim Patienten bewirken. Über diesen Zeitpunkt hinaus verabreichte homöopathische Arzneimittel würden beim Patienten eine Arzneimittelprüfung einleiten. Darauf würde er anfangen, Symptome einer künstlichen Krankheit zu erzeugen, die denen im Arzneimittelbild des Arzneimittels entsprechen.

Da die Beurteilung des Heilungsverlaufes für einen Laien nur sehr schwer zu beurteilen ist, sollte der behandelnde Therapeut regelmäßig und ausführlich über dessen Verlauf auf dem laufenden gehalten werden.

Die homöopathische Nachuntersuchung

Ein Punkt, der leider immer wieder vergessen wird und in keinem Fall eine unnötige Ausgabe darstellt, ist eine ausführliche Nachuntersuchung des Patienten. Auch wenn augenscheinlich Linderung erzielt wurde, ist leider nicht gesagt, ob dem Patienten langfristig geholfen ist. Auch ist der Patientenbesitzer von einem ersten, teilweise fast unglaublichen Erfolg der Behandlung so begeistert, dass ihm die Gesamtheit des ursprünglichen Krankheitsbildes verloren geht.

Bei einer homöopathischen Nachuntersuchung sollte die erste Fallaufnahme noch einmal zur Grundlage genommen werden um festzustellen, ob auch wirklich alle geistigen, seelischen und körperlichen Symptome verschwunden sind und ob sich keine neuen, vorher nicht da gewesenen Symptome zeigen. Nur dann kann von einer nachhaltigen Heilung des Patienten gesprochen werden.

Im Rahmen dieser Nachuntersuchung kann der Therapeut unter Umständen auch noch den einen oder anderen Tipp zur Ernährung, zur Haltung und/oder zum Umgang mit dem Tier haben, der Ihnen bei der Gesunderhaltung Ihres Tieres hilfreich ist.

Die homöopathische Gesundheitsvorsorge

Die oft zitierte homöopathische Gesundheitsvorsorge widerspricht dem homöopathischen Ansatz im Grunde total. Da ja noch keine Erkrankung ausgebrochen ist, kann es hier also auch kein Simile, also kein Arzneimittel geben, das eine der Erkrankung ähnliche Kunstkrankheit erzeugt und diese somit zu besiegen hilft. Viele Homöopathen lehnen diese deshalb ab.

In der Praxis haben sich jedoch diverse homöopathische Arzneimittel durchaus bewährt, um solche gesundheitsfördernden Prozesse zu unterstützen. So gibt es diverse Einzel- und Komplexmittel die z.B. das Immunsystem unterstützen sollen und somit eine Ansteckung mit viralen oder bakteriellen Infektionen vermindern. Es gibt homöopathische Substanzen, die sich positiv auf den Blutkreislauf auswirken und somit vorbeugend bei Operationen oder auch Durchblutungsstörungen eingesetzt werden können.

In solchen Fällen bin ich ein Freund dieser zugegebenermaßen nicht klassisch homöopathischen Methoden. Besonders wenn ich auf diese Art einen Beitrag dazu leisten kann, dass unsere Tiere gar nicht erst krank werden. Frei nach dem chinesischen Motto: „Ein guter Arzt ist der, der keine kranken Patienten hat."

Die Findung eines für mein Tier geeigneten Homöopathen

Bei der Suche nach einem geeigneten Tierhomöopathen wird Ihnen einer der in Deutschland aktiven Tierheilpraktiker-Verbände oder die Tierärztekammer gern weiterhelfen. Viele Tierärzte haben inzwischen den Weg zur Homöopathie gefunden und ziehen diesen der klassischen Schulmedizin vor.

Hören Sie bei der Wahl auch auf Ihrem Bauch. Es gibt allerdings auch einige objektive Kriterien:

- Wie lange übt er seinen Beruf aus?
- Wo hat er seine Ausbildung und Prüfung gemacht?
- Ist er Mitglied in einem Berufsverband?
- Wie gut kennt er sich mit der Tierart bzw. der Rasse aus?
- Wie viel Zeit nimmt er sich für die Behandlung?
- Wie ruhig geht er mit dem Tier um?
- Wie gut kann er mir Sachverhalte erklären?

Wenn Sie ein gutes Gefühl haben und sich Ihr Tier bei ihm wohl fühlt, dann kann der Therapeut schon gar nicht so schlecht sein.

Eins noch: Hüten Sie sich vor Therapeuten, die allzu vollmundige und absolute Aussagen machen. Egal ob diese positiv oder negativ ausfallen. Nehmen Sie sich in Acht vor Therapeuten, die einen allzu selbstherrlichen Eindruck auf Sie machen. Wir sind alle keine „Götter" und ein bisschen Demut vor dem Leben hat noch keinem geschadet.

Fazit

Nehmen Sie sich bei der Auswahl des Therapeuten genügend Zeit und seien Sie geduldig, was die Behandlung und den Heilungsverlauf Ihres Tieres angeht. Arbeiten Sie bestmöglich mit Ihrem Therapeuten zusammen, setzen Sie diesen ständig und ausführlich über den Heilungsverlauf in Kenntnis und verzichten Sie nicht auf die Nachuntersuchung. Nur so kann eine nachhaltige Heilung Ihres Tieres erreicht werden.

Darüber hinaus bietet die homöopathische Gesundheitsvorsorge eine wichtige und sehr effektive Unterstützung der regelmäßigen Impfungen ihres Tieres. Ihr Tier wird es Ihnen um ein Vielfaches danken.

Juliane Walther

Wellnessurlaub mit dem Hund

Um seinem Hund eine artgerechte Behandlung zukommen zu lassen, gibt es auch spezielle Angebote für den Urlaub. Viele Hundehalter geben Ihre Hunde in eine Pension, wenn Sie sich vom Alltagsstress entspannen möchten. Dabei vergessen Sie vollkommen, das dieser Alltagsstress auch für den Hund Stress bedeutet. Langes Alleinbleiben, keine Zeit, wenn Frauchen/Herrchen zuhause ist, mangelnde Pflege aus Zeitgründen - teilweise auch aus Unverständnis oder Unwissenheit, ungenügender Auslauf, Defizite in Ernährung und Bewegung, falsche Bewegung, etc. sind für den Hund genauso wie für den Menschen Faktoren, die nicht zu seinem Naturell gehören. Von sich aus würde der Hund es anders machen. Deswegen hat der Halter die volle Verantwortung seinem Hund und dessen Gesundheit gegenüber.

Oft ist es aber auch so, dass Halter Ihren Hund zuhause lassen, weil sie die Erfahrung gemacht haben, dass Hunde im Zielhotel nicht erwünscht sind oder es schwierig wird, den Hund in der Umgebung des Hotels zu halten. Aus diesem Grund haben sich Hotels eingefunden, die spezielle Angebote nur für Hunde und deren Halter anbieten. Das Angebot erstreckt sich von besonderen Hunde-Wanderungen bis zu besonderen Heilmethoden wie Physiotherapie, Unterwassertreten oder Halterseminaren, in denen Hundehalter Ihr Wissen und Ihre Einstellung/Sichtweise ihrem Hund gegenüber auffrischen können, u.v.m.

Haben Sie nicht schon im Urlaub gesessen und sich gefragt, wie es Ihrem Hund in der Pension wohl ergeht? Was könnte man mit dem Hund nicht alles tolles erleben, wenn man endlich mal die Zeit hat. Dazu kommt, dass manche Hunde es nicht verkraften oder dem Herrchen/Frauchen wirklich übel nehmen, wenn sie einfach zurücklassen werden. Resultat können Verlustängste oder sogar Krankheiten sein. Andersherum ist es nicht fair, einen kranken Hund in eine Pension zu geben und beruhigt in den Urlaub zu fahren. Ist der Hund transportfähig, sollte man ihn mitnehmen. Die schöne Zeit im Urlaub, wenn Herrchen und Frauchen Zeit für den Hund haben, wenn Sie sich um den Hund kümmern können und noch dazu sogar mit alternativen Heilmethoden behandeln können, wird ein bleibender Eindruck für Hund und Halter. Hunde sind so dankbar! Und Sie müssen sich keine Gedanken mehr über Ihren Hund machen.

Bach-Blüten-Therapie

Die Therapie mit Bach-Blüten macht aufgrund ihrer doch recht überschaubaren Anzahl an Arzneimitteln einen recht überschaubaren und leicht zu erlernenden Eindruck. Dies ist auch der Grund, warum viele Therapeuten die Bach-Blüten als „Einstieg" in ihre berufliche Laufbahn wählen. Lassen Sie sich davon jedoch nicht täuschen. Wie jede Sache, die so leicht und spielerisch aussieht, bedürfen auch die Bach-Blüten großer Erfahrung und einem feinen Gespür für die Vorgänge, die im tierischen Patienten abgehen.

Dieser Artikel soll Ihnen einen kleinen Einstieg in die Therapie mit der Bach-Blüte geben und Ihnen ein Gefühl geben, was mit diesem tollen Arzneimittel möglich ist.

Die Geschichte der Bach-Blüten

Die Behandlung mit Bach-Blüten wurde in den Dreißiger Jahren vom englischen Arzt Edward Bach entdeckt. Nachdem er sich intensiv mit den Studien Hahnemanns beschäftigt hatte, erschien ihm die psychische Komponente der Homöopathie besonders wichtig. Für den täglichen Einsatz empfand er die Homöopathie mit ihren vielen Arzneimitteln jedoch als zu komplex und die Arzneimittelfindung als zu aufwändig.

Im Studium der psychoanalytischen Konzepte des Schweizer Mediziners und Psychologen Carl Gustav Jung stieß er auf 38 verschiedene Seelenzustände, die der Mensch annehmen kann und denen er jeweils eine spezielle Blüte zuordnete. Diese Blüten waren in der Lage, diese für den Menschen individuellen, krankmachenden Seelenzustände aufzulösen und somit Heilung herbeizuführen.

Im Laufe der Entwicklung der Therapie mit Bach-Blüten haben diese 38 Seelenzustände auch in die therapeutische Praxis unserer tierischen Patienten Einzug gefunden. Sie sind inzwischen zu einer Therapieform geworden, die sich mit Recht stetig wachsender Beliebtheit erfreut.

Die Beurteilung von Krankheit aus Sicht Bachs

Bachs Vorstellung von Krankheit war folgende: „Krankheit ist das Ergebnis eines Konfliktes aus Charakterschwächen wie Hass, Egoismus, Stolz, Grausamkeit, Unwissenheit, Unsicherheit oder Habgier." (Originaltext Bach)

Bach sah die ursprünglichen, auslösenden Ursachen für akute und chronische Erkrankungen in seelischen und psychischen Belastungen seiner Patienten begründet. Diese Belastungen fand er als Auslöser diverser seelischer, psychischer, aber auch körperlicher Erkrankungen.

So gehen einige angesehene Wissenschaftler heute davon aus, dass selbst schwerste Krankheiten wie z.B. Krebs ihren Ursprung in unkontrollierten und unterdrückten seelischen und psychischen Belastungen haben.

Die therapeutische Wirkung der Bach-Blüten

Die Wirkung der Bach-Blüten bezieht sich somit mehr auf die psychischen bzw. seelischen Symptome und weniger auf die körperlichen Symptome, die beim Patienten krankheitsauslösend sind. Die Blüten sollten, wie Bach sich ausdrückte, „die energetische und geistige Kraft der Pflanzen konzentriert enthalten" und diese Kraft auf den Patienten übertragen, um ihn zu heilen.

Die Therapie mit Bach-Blüten versteht sich als eine bioenergetische Therapie, da sie auf das bioenergetische Feld des Patienten wirkt und dessen Grundschwingung ins Positive reguliert.

Da es sich bei der Therapie mit Bach-Blüten vorwiegend um eine Therapie auf seelischer Ebene handelt, liegt ihr Einsatzgebiet hauptsächlich in der Meisterung schwieriger Lebenssituationen und psychischer Krisen. Sie zeigt jedoch auch gute Heilungschancen bei allen Krankheitsgeschehen, die auf einer psychischen oder seelischen Verstimmung beruhen.

So resultieren viele körperliche Symptomatiken beim Hund nicht automatisch aus einer rein körperlichen Erkrankung, sondern haben eben diese psychischen oder seelischen Auslöser. Wir denken da nur an stressbedingte Magenverstimmungen oder Durchfälle.

Die verschiedenen Bach-Blüten

Bach fand 38 Essenzen, die den 38 verschiedenen Seelenzuständen entsprechen und eine 39. Essenz, die aus einer Kombination aus fünf Essenzen besteht. Der Einfachheit halber wurden die Bach-Blüten in alphabetischer Reihenfolge geordnet.

Bach unterteilte seine 38 Essenzen in sieben Gruppen, die er jeweils einem bestimmten Gemütszustand zuordnete.

- Angst-Blüten
- Unsicherheits-Blüten
- Resignations-Blüten
- Einsamkeits-Blüten

- Überempfindlichkeits-Blüten
- Verzweiflungs-Blüten
- Problem-Blüten

Diese Einteilung Bachs haben sich ein paar Hersteller von Bach-Blüten zu Nutze gemacht. Sie haben so eigene Kombinationen hergestellt, die als Allheilmittel für diese Seelenzustände wirken sollen. Ich möchte dies hier nicht verdammen. Diese verabreichte Mischung sollte jedoch in erster Linie auf den Patienten und nicht auf eine Definition von Krankheit passen.

Neben den traditionellen Bach-Blüten gibt es mittlerweile auch noch einige andere Therapieformen, die auf dem Prinzip Bachs beruhen. Zu erwähnen wäre hier z.B. die Australischen Buschblüten. Diese werden nach dem Prinzip der Bach-Blüten einzeln oder auch gemeinsam in gemischten Komplexmitteln eingesetzt.

Die Herstellung von Bach-Blüten

Bei der traditionellen Herstellung von Bach-Blüten werden zwei Verfahren eingesetzt. Es handelt sich dabei um die Sonnenmethode und die Kochmethode.

In der Sonnenmethode werden die frisch gesammelten Blüten für etwa drei bis vier Stunden in eine mit Wasser gefüllte Schale gelegt, die in die Sonne gestellt wird. Bei der Kochmethode werden die Blüten und benötigten Pflanzenteile für eine halbe Stunde in Wasser erhitzt. Die Kochmethode wird für besonders holzige Pflanzen und für Pflanzen eingesetzt, die in Jahreszeiten blühen, in denen die Sonne nur wenig intensiv scheint.

Das so gewonnene, mit den Blüten verfeinerte Wasser wird dann in beiden Methoden im gleichen Anteil mit Alkohol versetzt. Der Alkohol dient hierbei als Konservierungsmittel. Die Mischung aus dem Blütenwasser und dem Alkohol nennt man Urtinktur.

Die Urtinktur wird zur Herstellung der Essenzen dann noch im Verhältnis von 1:240 verdünnt. Diese Essenzen werden dann in kleine Flaschen abgefüllt und so im Handel angeboten.

Die handelsüblichen Essenzen von Bach-Blüten werden auf Alkoholbasis vertrieben. Um sie für den Einsatz am Tier attraktiver zu machen, gehen einige Hersteller mittlerweile hin und tragen diese auf Globuli auf.

Die Indikationen zum Einsatz der Bach-Blüten

Das Einsatzgebiet der Bach-Blüten liegt, wie bereits beschrieben, hauptsächlich in der Heilung psychischer und seelischer Erkrankungen. Hierbei handelt es sich in der Regel um die Meisterung schwieriger Lebenssituationen oder psychischer

Krisen. Sie finden darüber hinaus auch bei allen Erkrankungen allgemeine Anerkennung, deren Ursachen psychosomatisch sind.

Hier eine kurze Auflistung der Erkrankungen, bei denen Bach-Blüten vorrangig Verwendung finden:

- Die Behandlung bei bestimmten Ängsten, z.B. nach Unfällen oder Beißereien, vor Gewitter oder Feuerwerk, vor Männern
- Die Behandlung von aggressiven Verhaltensweisen Angstbeißen, Aggressionen gegenüber Artgenossen oder Menschen
- Die Behandlung von Erwartensängsten, z.B. Versagensangst, Überanstrengung, Lampenfieber, Bühnenangst
- Die Behandlung sonstiger Ängste, z.B. Verlassensangst, Eifersucht, Angst, enttäuscht zu werden
- Die Behandlung von physisch bedingten Schockzuständen, z.B. nach Unfällen oder Beißereien
- Die Behandlung von Depressionen, z.B. Unlust zu fressen oder spazieren zu gehen
- Die Behandlung körperlicher Erkrankungen, die Ihren Ursprung in einer psychischen oder seelischen Verstimmung finden, z.B. Magen-Darm-Erkrankungen, Hauterkrankungen
- Die Behandlung von Verhaltensauffälligkeiten, z.B. stereotype Verhaltensweisen, Pfotenknabbern, übermäßiges Lecken

Die aufgeführten Beispiele haben keinen Anspruch auf Vollständigkeit. Sie sollen vielmehr einen Überblick über die vielfältigen Einsatzmöglichkeiten der Bach-Blüten geben.

Darüber hinaus können Bach-Blüten bei vielen Erkrankungen auch in Verbindung mit anderen Therapieformen sinnvoll kombiniert werden.

Die Arzneimittelfindung in der Bach-Blüten-Therapie

Die Grundlage der Arzneimittelfindung bietet eine ausführliche Anamnese, bzw. eine homöopathische Fallaufnahme. Bei der Bestimmung der für den Patienten individuellen Blüte oder Blütenmischung stehen hier natürlich die psychischen und seelischen Symptome im Vordergrund.

Sollte eine einzelne Blüte nicht ausreichend sein, können die Blüten-Essenzen auch kombiniert werden. Dazu werden aus den Essenzen sogenannte Gebrauchslösungen hergestellt, die alle nötigen Blüten beinhalten. Es sollten jedoch nicht zu viele Blüten kombiniert werden, da eine Abgrenzung dadurch erschwert wird.

Die Verabreichung von Bach-Blüten

Die Verabreichung der Bach-Blüten ist relativ unkompliziert und variantenreich. Sie kann mittels der angezeigten Essenz in unverdünnter Form oder in Form der bereits angesprochenen Gebrauchslösungen erfolgen. Bach-Blüten können ins Trinkwasser gegeben werden, wo die Tiere sie über die Wasseraufnahme mit einnehmen, sie können dem Tier allerdings auch auf die Pfoten gegeben werden, wo sie sie in der Regel ablecken werden.

Bei sehr feinfühlenden Tieren und Tieren, bei denen eine direkte Gabe der Blüten mit einer zu großen Gefahr für den Therapeuten verbunden wäre, reicht es oft schon aus, wenn die Blüten in der Nähe der Tiere eingesetzt werden. So haben Tests gezeigt, dass die individuell richtige Blüte, im Körbchen des Tieres platziert, bereits positive Ergebnisse erzielen konnte.

Zur Herstellung der oben genannten Gebrauchslösungen werden die angezeigten Bach-Blüten in „lebendiges" Wasser geträufelt. Hierzu bietet sich ein stilles Mineralwasser an. Leitungswasser sollte nicht verwendet werden. Zur Steigerung der Haltbarkeit dieser Gebrauchslösungen kann Apfelessig verwendet werden.

Die Beurteilung des Heilungsverlaufes

In vielen Fällen ist nach Gabe der Bach-Blüten eine direkte und deutliche Reaktion des Tieres zu verzeichnen. Viele Tiere beginnen nach Einnahme der Blüten, zu gähnen, sie gehen zu ihrem Wassernapf und trinken eine größere Menge Wasser. Es kann auch dazu kommen, dass sie deutlich entspannen, sich in ihren Korb legen und in einen längeren, tiefen Schlaf fallen.

Andere Tiere reagieren nicht so schnell auf die Blüten. In diesem Fall sollten diese weiter gegeben und das Verhalten des Tieres genau beobachtet werden.

In vielen Fällen, in denen die Tiere eine sehr enge emotionale Bindung zu ihren Bezugspersonen haben, kann eine Behandlung mit Bach-Blüten durchaus etwas länger dauern. Diese Tiere neigen unbewusst dazu, die Probleme ihrer Halter zu übernehmen und zu ihren eigenen zu machen. Hier ist es dann durchaus sinnvoll, wenn der Halter die Therapie gemeinsam mit seinem Tier durchführt.

Das ist auch bei Angstzuständen oft der Fall. Wenn ich z.B. mit meinem Hund in der Dunkelheit noch durch den Wald gehe und selbst vor jedem Menschen, der uns entgegen kommt, Angst verspüre, wird sich diese Angst unweigerlich auch auf meinen Hund übertragen und er wird entsprechend seines Charakters entweder ängstlich oder aggressiv reagieren. Wenn ich jetzt nur den Hund behandle, wird diese Behandlung nicht den Erfolg zeigen, den ich mir wünsche. In einem solchen Fall ist es durchaus sinnvoll, den Tierhalter in die Therapie mit einzubeziehen.

Das gleiche gilt für gewisse Erwartungshaltungen, die ich gegenüber meinem Tier habe. Wenn ich z.B. schon vorher weiss, dass mein Hund ängstlich auf den Rasenmäher reagieren wird, wird er mir diesen „Gefallen" auch tun. In einem solchen Fall ist es in erster Linie sinnvoll, dass wir eine neutrale Haltung einnehmen und dem Tier keinen Grund geben, unsere Erwartungen oder Vorurteile erfüllen zu müssen

Fazit

Mit der Bach-Blüten-Therapie ist uns eine verhältnismäßig leicht zu erlernende und in der Anwendung einfache Behandlungsform gegeben worden. Sie greift in erster Linie bei Verhaltensauffälligkeiten und Erkrankungen, deren Entstehung psychischen oder seelischen Ursprungs ist. Bei der Wahl der Blüte ist es jedoch von entscheidender Bedeutung, dass diese für den Patienten individuell ist und dass es sich um kein Ereignis handelt, das sich vom Halter auf das Tier projiziert. In einem solchen Fall wäre die Mitbehandlung des Halters sinnvoll.

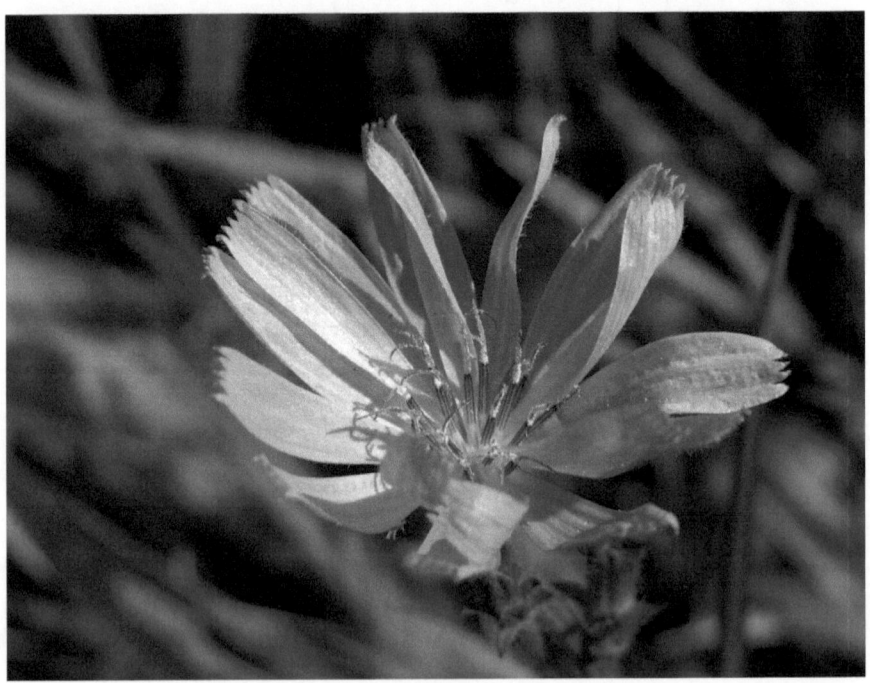

Selma Gienger

Animalinkügelchen:
Homöopathische Kügelchen aus Tierhaaren

Liebe Leserin und lieber Leser,

eine abenteuerliche Verkettung von Ereignissen führte mich zu den Anthropinen und den Animalinen, homöopathische Kügelchen aus Menschen-, bzw. Tierhaaren. 1879 wurden diese von Prof. Dr. med. Gustav Jaeger (1832-1917) an der Uni Hohenheim entdeckt, erforscht und patentiert.

Prof. Gustav Jaeger studierte in Tübingen Medizin und Naturwissenschaften, wurde 1856 Hofmeister in Wien und habilitierte sich 1858 für Zoologie und vergleichende Anatomie an der Wiener Universität. Er war Begründer und Direktor des ersten biologischen Tiergartens in Wien am Prater. 1867 war er Professor der Zoologie und Anthropologie an der Akademie zu Hohenheim sowie 1870 am königlichen Polytechnikum Stuttgart. 1874 außerdem Professor für Physiologie, Histologie und Mikroskopisches Praktikum an der Stuttgarter Tierarzneischule.

Prof. Gustav Jaeger wählte das Wort Anthropine, abgeleitet vom griechischen Wort Anthropos = der Mensch, als Bezeichnung für den individuellen Menschenduftstoff. Das Wort Animaline wählte er für den spezifischen Tierduftstoff, abgeleitet vom lateinischen Wort „animal" für „Tiere".

Gustav Jaeger entdeckte, dass der individuelle Geruch von Mensch und Tier vor allem im Fett der Haut und den Haaren enthalten ist. Es war eher ein Zufallsfund, denn er beschäftigte sich damals mit Bekleidungsmaterialien und maß die Reaktionszeit bei zahlreichen Versuchspersonen unter dem Einfluss in Kleidung aus Pflanzenfasern, also Baumwolle und Leinen, gegenüber der Reaktionszeit in Kleidung aus Wolle.

Die Ergebnisse fielen zugunsten der Wollbekleidung aus. Jaeger fand, dass die wasserhaltigen Pflanzenfasern schlechte Gerüche aufspeichern, während die fettigen Tierfasern in der Lage sind gute Gerüche zu speichern und sogar Giftstoffe zu neutralisieren, was in heutiger Zeit vom Deutschen Wollforschungsinstitut in Köln bestätigt werden konnte. Es konnte nachgewiesen werden, dass Wolle selbst Wohngifte wie Formaldehyd unschädlich machen kann. Man lege sich selbst und seinen Hund also am besten auf eine Wolldecke! (Bezugsadresse: www.toelle-gmbh.de)

Auffällig war jedoch, dass getragene Wollkleidung eine noch bessere Wirkung auf die Reaktionszeit zeigte als ungetragene Wollkleidung. Jaeger schloss daraus, es müsse einen Stoff geben, welcher erst beim Tragen der Wollkleidung und dem damit verbundenen Hautkontakt in die Wolle kommt. Zahlreiche Versuche bestätigten seine Vermutung: Es war der individuelle Geruch des Trägers, den Jaeger als die so oft zitierte Selbstheilkraft erkannte. So kann man sagen, Anthropine, bwz. die Animaline sind die Selbstheilstoffe von Mensch und Tier.

Zahlreiche Messungen an tausenden von Versuchspersonen bestätigten die These Jaegers, dass auch Charaktereigenschaften im persönlichen Duft gespeichert sind. Die Anthropine wurden früher nach dem Überkreuzgesetz verordnet. D. h. Frauen bekamen die Haarkügelchen von Männern und umgekehrt. Anhand von Weinproben hatte Jaeger festgestellt, dass Frauen Wein bevorzugten, in denen männliche Haarkügelchen aufgelöst waren und Männer Wein bevorzugten in dem weibliche Haarduftkügelchen aufgelöst waren. Dies benannte Jaeger das Überkreuzgesetz. Dies ist auch für Tiere gültig.

Jaeger fand nicht nur vor weit mehr als 100 Jahren heraus, dass selbst die Spermien sich am Geruch der Eizellen orientieren und der Mensch mit der gesamten Haut riechen kann, sondern dass auch Gefühle, wie z. B. Angst und Freude, über spezifische Duftstoffe übertragen werden und so „ansteckend" wirken. Jaeger sah in Gerüchen nicht nur die treibenden Kräfte, sondern auch die formenden. D. h. jeder kennt die Aussagen, dass der Mensch irgendwann seinem Hund ähnlich wird, oder alte Ehepaare sich immer ähnlicher werden. Siehe Foto! Der Geruchssinn ist der einzige Sinn, bei dem vom Gegenüber, egal ob Mensch oder Tier, Duftstoffe eingeatmet werden und diese ein Informationsträger sind.

Jaeger bezeichnete die Haare als Duftorgan.

Es ist bekannt, dass man am Aussehen und dem Geruch der Haare, egal ob Hund, Mensch oder andere Tiere, den Gesundheitszustand bestens wahrnehmen kann. Bei kranken Tieren fehlt der Fettglanz, welcher durch das Haarfett erzeugt wird, und die Haare sehen stumpf und struppig aus und riechen zudem unangenehm.

Die „Bewegung von Geruch" sah Jaeger in der spezifischen Achsenrotation der Moleküle, je nach Atombau. Im Gegensatz zu Wellenbewegungen bei Licht und Schall.

Wenn ein Mensch oder Tier krank wird, ist die innere Bewegung aus dem Rhythmus gekommen. Man kann gleichermaßen für Mensch und Tier sprechen: Ein kranker Mensch und auch ein krankes Tier bewegen sich anders und riechen in krankem Zustand auch anders.

Ein gesunder Mensch und ein gesundes Tier riechen angenehm. Ich spreche jetzt nicht von der Liebe, welche ausschließlich über Gerüche geregelt wird und davon, dass natürlich auch gesunde Menschen für einen anderen unsympathisch riechen können, weil sie genetisch nicht zusammenpassen würden.

Jaeger prüfte über viele Jahre hinweg die Eigenschaft von 23 Haarduftsorten unterschiedlicher Menschen. Die Nr. 16 war z. B. aus den Haaren von dem Klaviervirtuosen Franz Liszt hergestellt worden und bewährte sich bei Fingergelenksproblemen. Die Nr. 2 war vom damals schnellsten Schnellläufer Europas, Fritz Käpernick. Die Wirkung wurde von der Homöopathischen Zentralapotheke V. Mayer in Stuttgart um 1880 wie folgt beschrieben:

Dieses Anthropin erhöht die Lauffähigkeit, vermindert übermäßige Schweißbildung, vertreibt die Müdigkeit, erleichtert das Atemholen und heilt auch Schweratmigkeit und namentlich Fußkrankheiten verschiedener Art, besonders solche bei alten Leuten; ist ein auswurfbeförderndes Mittel bei Katarrh erwachsener Personen, heilt Fälle von Hartleibigkeit und leistet Dienste bei Rheumatismen und Gicht.

„Zufällig" fand ich in einem Museum in der Schweiz drei Original-Sorten der damals 23 Kügelchensorten von 1879. Eine Sorte war aus Männerhaaren eines adretten jungen Mannes, eine Sorte war das Kyonin, aus den Haaren eines Hundes und eine Sorte das Asinin, aus den Haaren eines Esels.

Die Männerhaarkügelchen testete ich an mir selbst! Die Wirkung überzeugte mich dermaßen, dass ich anfing mit dem Eigenanthropin, aus den Haaren freiwilliger Patienten, zu experimentieren. Jeder Patient bekam also homöopathische Kügelchen aus seinen eigenen Haaren.

Die Wirkung war grandios! Der rote Faden, der sich durch die Wirkung hindurchzog war, dass sich das Selbstwertgefühl und das Selbstbewusstsein auf eine andere Etage begab! Jeder Patient erzählte dies in ähnlicher Weise. Dinge und Zusammenhänge wurden klarer; Worte, die seither nur gedacht wurden, wurden ausgesprochen; Vorträge konnten ohne Skript gehalten werden; Ängste verschwanden; bei zwei Frauen ließ es einen Zählzwang verschwinden; bei Kindern verschwand Angst vor Dunkelheit u. v. m. Sehr positive Wirkungen sah ich bei Neurodermitis und Psoriasis und bei Haarausfall.

Wie die herkömmliche Homöopathie ebenso bei Tieren wirkt, kann alles was für Menschenhaare gültig ist ebenso auf Tierhaare übertragen werden.

Die Wirkung der Hundehaarkügelchen wurde früher wie folgt beschrieben:
Nro. 3 Kyonin (von einem Hund). Wenn das Haar gesunder, kräftiger Menschen ein Heilmittel für Menschen enthält, so enthält das Hundehaar ein Heilmittel für Hunde. Gewählt wurde kein Rassehund, sondern ein schneidiger, spitzohriger, einem Wildhund (Schakal) in Größe und Färbung ziemlich ähnlicher Bastard („Scherenschleifer"), da Bastarde in der Regel schneidiger und lebenskräftiger sind, als ihre Erzeuger.

Die Hundehaarkügelchen verfehlen fast nie ihre Wirkung 1) beim Erliegen der Jagdhunde auf der Jagd als Anfeuerungsmittel, 2) bei Appetitmangel mit warmer, trockener Nase und bei Staupe als Heilmittel.

Dieses alte Original-Kyonin sowie Sonderanfertigungen aus den eigenen Haaren für Mensch und Tier, sind ausschließlich bei mir zu beziehen.

Auf meiner Webseite können Sie sich über die Anthropine ausführlich informieren. Alles was für die Anthropine gilt, die homöopathischen Kügelchen aus Menschenhaaren, gilt gleichermaßen auch für die Animaline, die Haarkügelchen aus Tierhaaren. Prinzipiell lassen sich die Animaline für alle Tiere, welche Haare oder Federn haben, herstellen. Katzen, Kühe, Pferde, Hunde usw.

Das Eigenanimalin aus den Haaren Ihres Hundes ist ein probates Mittel zur maximalen Stärkung der eigenen Kraft des Hundes. Es macht keine heftigen Erstverschlimmerungen, sondern entgiftet schonend und langsam. Diese homöopathischen Kügelchen können ideal auch zusätzlich zu einer herkömmlichen homöopathischen Behandlung verwendet werden! Losgelöste Giftstoffe durch homöopathische Mittel werden damit schneller aus dem Körper entfernt.

Jeder kennt die besondere Herausforderung die Sprache der Tiere zu verstehen. Kein Hund kann sagen: „Ja genau, hier tut es weh!" – Die Animaline sind deshalb auch bei unverstandenen Fällen ein sehr gutes Mittel, da es keinerlei Anamnese erfordert. Es ist aber in manchen Fällen von großem Vorteil parallel zu behandeln! Dann, wenn das Mittel ganz klar ist!

Für Diejenigen, welche keine Ahnung von Homöopathie haben hier eine ganz knappe Erklärung: Jeder eingenommene Stoff in giftiger Dosis macht bestimmte Symptome. Nehmen wir an, das Gift würde grüne Ohren und gelbe Fußnägel hervorrufen. Das erste homöopathische Gesetz heißt: Jeder Stoff hat in der Verdünnung genau die umgekehrte Wirkung! Derselbe Stoff, der also grüne Ohren auslösen kann, wirkt verdünnt genau entgegen gesetzte Wirkung und hilft phantastisch gegen grüne Ohren. – Jedes Arzneimittel in der Homöopathie wird verdünnt. Die Stolperfalle für jeden Zweifler ist genau diese Verdünnungsorgie und er ruft aus: „Da ist ja nichts mehr drin!" - Man kann ein Gift verdünnen bis es keinerlei Wirkung mehr zeigt, weder eine positive, noch eine negative. Es ist indifferent geworden. Da hat der Zweifler vollkommen recht! Jeder normal denkende Mensch geht nun davon aus, dass wenn man einen Stoff nun weiter verdünnt, wo doch eh schon keine Wirkung mehr da ist, auch bei weiterer Verdünnung nichts passieren kann. Rein chemisch gesehen stimmt das auch! Aber es gibt noch eine zweite Art der Wirkungsweise von Stoffen und zwar die kinetische – im Gegensatz zur chemischen.

Je flüchtiger ein Stoff wird, umso schneller wird seine Bewegung. Man denke an Wasserdampf. Keiner wird bestreiten wollen, dass hinter Wasserdampf mehr

Kraft steckt als hinter kaltem Wasser. Bei einer Verdünnung werden also Moleküle auseinandergerückt und somit beschleunigt. Dass Duftstoffe auf die Trägersubstanz übergehen beweist jeder, der Kaffee oder Tee mit Wasser aufgießt, oder Derjenige, der Gewürze in die Suppe gibt. Ein Duft breitet sich aber nicht nur in der Suppe aus, sondern geht darüber hinaus in die Luft. Duftstoffe sind flüchtige Stoffe.

Man stelle sich nun ein Gift vor, das sich im Körper abgelagert hat. Das Gift entspricht in meinem Beispiel dicht an dicht stehenden Kegeln auf einer Kegelbahn. Das verdünnte Gift (= das homöopathische Arzneimittel) ist die Kugel, die nun gleich in hoher Geschwindigkeit auf die Kegel treffen wird. (= die Einnahme des homöopathischen Arzneimittels). Die Geschwindigkeit der Kugel stellt in meinem Beispiel den Grad der Verdünnung eines homöopathischen Mittels dar. Je verdünnter der Stoff ist, umso schneller wird die Kugel. Es mag nun einleuchten, weshalb ein Arzneimittel immer stärker wird, je verdünnter es ist, weil ein Stoff immer versucht eine Allgegenwärtigkeit herzustellen. Frisch aufgebrühter Kaffee riecht man aus diesem Grund auch sofort im ganzen Zimmer und nicht nur in einer kleinen Ecke. Homöopathie wirkt anhand hoch verdünnter Geruchsstoffe und anhand der spezifischen Bewegung der Duftstoffe, je nach Atombau.

Das physikalische Gesetz „Gleiches zieht Gleiches" an gilt nun auch für das eingenommene homöopathische Mittel. Nehmen wir als Beispiel das homöopathische Mittel „Plumbum" (Blei). Gleich nach der Einnahme verteilt sich der Geruch in allen Körpersäften und fliegt, oder besser knallt nun bei der Einnahme auf alle im Körper befindlichen Moleküle, welche „Blei" ähnlich oder gleich sind und vermag so die abgelagerte Giftstoffe in eine höhere Achsendrehung und dadurch in ein Flüchtigkeitsbestreben zu bringen. D. h. das „getroffene" Gift kommt aus seinem Versteck heraus, da es in Bewegung gekommen ist, und gerät so wieder in den Körperumlauf und bewirkt auf diese Weise kurzfristig eine Vergiftungssymptomatik, was als homöopathische Erstverschlimmerung bekannt ist. Diese darf auf keinen Fall durch schulmedizinische Medikamente unterdrückt werden. Fieber und Durchfall, vermehrtes Schwitzen können die Folge sein, um die Stoffe vollends aus dem Körper ausscheiden zu können. Finger also weg, wenn jemand Fieber bekommt und auf keinen Fall Fieber senkende Maßnahmen ergreifen.

Im Vergleich zu der Wirkung eines herkömmlichen homöopathischen Mittels wirken die Animaline auf alle Zellen gleichermaßen leicht beschleunigend, da der Duft in allen Zellen des Körpers vorhanden ist. Die Animaline sind nicht so hoch potenziert, dass sie wie ein Geschoss auf die Zellen wirken, sondern nur ganz leicht, aber doch stark genug, um diese in einen größeren, bzw. harmonischeren Rhythmus zu bringen. Vielleicht ähnlich folgendem Beispiel. Jeder kennt einen Kreisel, der aufhört sich zu drehen und ins zockeln kommt. Er muss dann wieder von neuem gestartet werden. In diesem Fall muss das eine Hand machen. So ähnlich kann man sich dies auch bei den Animalinen vorstellen. Alle inneren Bewegungen werden durch das Eigenanthropin, bzw. Eigenanimalin, etwas angestoßen und somit die Selbstheilkraft und damit die Lebenskraft gestärkt.

Die Wirkung hört auf, wenn man die Kügelchen weglässt!

Das muss man sich wiederum so vorstellen: Stellen Sie sich vor, Sie liegen im Krankenhaus. Das Personal wechselt ständig. Wenn Ihre Lieblingskrankenschwester kommt, geht es Ihnen gleich besser. Ohne dass es Ihnen bewusst ist, atmen Sie den Geruch der Krankenschwester ein. In der Tat kann der Geruch eines Menschen eine sehr belebende und kräftigende Wirkung haben, aber auch das Gegenteil kann der Fall sein. In diesem Fall werden Sie froh sein, wenn die Person den Raum wieder verlässt. Im ersten Fall finden Sie es schade, dass die Wirkung nach einiger Zeit nachlässt, im anderen Fall sind sie froh darüber. So haben alle Dinge wie immer zwei Seiten!

Die Animaline werden in der Regel deshalb nach Bedarf gegeben, können aber während einer Krankheit auch mehrmals am Tag verabreicht werden, so lange bis der Körper seinen inneren Rhythmus wieder selbst herstellen kann und wieder in seinem guten Geruch steht. Alten Hunden kann durchaus das Animalin eines jungen und gesunden Hundes helfen! Bei Menschen hilft vorwiegend das Anthropin des Gegengeschlechtes. So kann die Oma durchaus vom Anthropin des Enkels profitieren, immer vorausgesetzt, dass die beiden sich gut riechen können und in einem Sympathieverhältnis stehen! (Ohne Parfum versteht sich!). So wie auch im richtigen Leben ältere Menschen von der Anwesenheit jüngerer Menschen profitieren und bemerken, dass z. B. die Enkel eine belebende Wirkung zeigen. Dies geschieht durch den eingeatmeten Geruch, der über eine stärkere Molekularbewegung verfügt.

Jaeger stellte vor mehr als hundert Jahren fest, dass auf diese Weise jegliche Art von Gefühlen übertragen werden. So wirkt der Angst-Duftstoff als auch der Freude-Duftstoff ansteckend. Man tut im negativen Fall immer gut daran, die frische Luft aufzusuchen und die Zimmer gut zu lüften, falls sich darin ein so genannter „Stänkerer" finden sollte.

Für Fragen stehe ich jederzeit gerne zur Verfügung!
Es grüßt Sie recht herzlich,

Selma Gienger

Manfred Specht

Effektive Mikroorganismen

Effektive Mikroorganismen EM1®, von Ihren Verwendern oft nur als EM bezeichnet, stehen für eine revolutionäre Entdeckung. Richtig eingesetzt können sie einen sehr großen Einfluss auf die Gesundheit jeglichen Lebens auf der Erde und die Erhaltung unserer Umwelt haben. Der folgende Artikel möchte Ihnen einen Weg zeigen, wie Sie diese EM nutzen können, um mit ihnen ein Milieu zu schaffen, in dem Sie und Ihre Tiere gesund leben können.

Die Geschichte der Effektiven Mikroorganismen

Der japanische Agrarwissenschaftler Dr. Teruo Higa entdeckte in den Siebziger Jahren in einem Versuch an der Ryukyu Universität in Okinawa die herausragenden Eigenschaften einer von ihm entwickelten speziellen Mischung verschiedener Mikroorganismen. Diese schien in der Lage zu sein, eine faulende, stinkende, organische Substanz, die seiner Meinung nach völlig lebensfeindliche Bedingungen barg, in eine lebensfördernde Substanz umzuwandeln. Dr. Higa nannte seine Entdeckung „Effektive Mikroorganismen" und entwickelte im Laufe der Jahre eine Menge nützlicher und gesundheitsfördernder Produkte aus ihnen. In diesem Bestreben wird Dr. Higa von der Firma EMIKO unterstützt, die seine Produkte in Deutschland herstellt und vertreibt.

Die Wirkung der Effektiven Mikroorganismen

Bereits Hahnemann, der Entdecker der Homöopathie, war der Meinung, dass die Steigerung der Hygiene einen entscheidenden Einfluss auf die Volksgesundheit hat. Hygiene wurde von ihm allerdings nicht so verstanden, dass alles möglichst steril ist, ein Zustand, der ohnehin nicht zu erreichen wäre und auch keine lebenswerte Umgebung schaffen würde. Er war vielmehr der Meinung, dass unsere Umwelt von einem positiven, lebensfördernden Milieu bevölkert werden sollte. Die ganze Welt ist von Mikroorganismen bevölkert. Wenn diese z.B. rot wären, würde die Erde aus dem Weltraum betrachtet eine große, rote Kugel sein. Diese Mikroorganismen teilen sich für unser Leben in drei verschiedene Lager.

- Es gibt die „positiven Mikroorganismen", die organisches Leben überhaupt erst möglich machen.

- Es gibt die „negativen Mikroorganismen", die organisches Leben zerstören.

- Es gibt die „neutralen Mikroorganismen", die sich in ihrer Handlungsweise immer dem gerade vorherrschenden Milieu anpassen.

Die „neutralen Mikroorganismen" machen dabei ca. 80 Prozent der Gesamtzahl der Mikroorganismen aus und sie schließen sich immer der Gruppe an, die gerade die Herrschaft hält. Es gilt also, die „positiven Mikroorganismen" so zu stärken, dass sich die „neutralen Mikroorganismen" diesen anschließen und somit das gesamte Milieu positiv verstärken.

An diesem Punkt kommen die Effektiven Mikroorganismen von Dr. Higa ins Spiel. Die drei Hauptwirkungen der EM lassen sich wie folgt zusammenfassen:

Die Besiedlung von Lebensräumen
Durch die Besiedlung von Lebensräumen durch die EM werden diese positiv beeinflusst. Als Folge dieser positiven Beeinflussung können sich die „negativen Mikroorganismen" nicht durchsetzen. Das Resultat ist, dass sich krankmachende Mikroorganismen nicht ausbreiten können.

Die Fermentation von Substanzen
Die Fermentation bewirkt die Umwandlung organischer Substanzen in eine höherwertige Form. Bei Nahrungsmitteln angewandt, verwandeln sie also „normale" Nahrungsmittel in „höherwertige", mit zusätzlichen positiven Eigenschaften ausgestattete Nahrungsmittel. Eines der gängigsten Beispiele ist das Sauerkraut. Durch die Fermentation wird hier das „normale" Weißkraut zu einem neuen Produkt, das dann in dieser Form besser verdaulich und haltbarer ist, als dies in seiner ursprünglichen Form der Fall war.

Die Übertragung von Schwingungsinformationen
Die EM erzeugen mittels ihrer Stoffwechselaktivitäten und Resonanzschwingungen ein Milieu, in dem positive, regenerative Prozesse verstärkt stattfinden können. Die von ihnen ausgehenden Schwingungen und Informationen greifen in die sie umgebenden Lebensprozesse und wandeln diese in gleichschwingende Energieträger um. Sie regen die positiven Kräfte in ihrer Umgebung an und schaffen so ein lebensfreundliches Milieu.

Die Indikationen zum Einsatz der Effektiven Mikroorganismen

Aus den drei Hauptwirkungen der EM ergeben sich eine Vielzahl sinnvoller Einsatzformen. Das Hauptaugenmerk liegt dabei eindeutig in folgenden Bereichen:

Die Hygiene im Sinne Hahnemanns
Durch die Verwendung von auf EM basierenden Reinigern, die im direkten Umfeld der Tiere eingesetzt werden, schaffen wir ein positives Milieu, in dem krankmachende Keime keine Lebensgrundlage finden.

Die gesunderhaltende Wirkung
Durch die Fütterung von Nahrung, die mittels EM fermentiert wurde, wird der gesamte Stoffwechselprozess positiv beeinflusst. Dieser Prozess beginnt im Magen-Darm-Trakt und zieht sich von dort aus durch den gesamten Stoffwechsel, bis hin zu den Schlacken, die bei der Verbrennung der Nährstoffe in den Körperzellen entstehen und dann vom lymphatischen System ausgeleitet und über die Nieren entsorgt werden.

Die regenerative Wirkung
Ein chinesisches Sprichwort sagt: „Der Sitz des Immunsystems ist der Darm." Im Darm findet ein Großteil der Verdauung und somit der Aufnahme von Nährstoffen und Flüssigkeiten statt, die der Organismus zum Überleben braucht. Für den Organismus unverdauliches und somit unnötiges wird über den Darm ausgeschieden. Durch den Einsatz starker Medikamente und im Besonderen durch Antibiotika wird dieses für den Organismus überlebenswichtige Milieu stark angegriffen und geschädigt. EM bewirken hier eine Wiederherstellung eines positiven Darmmilieus. Das Gleiche bewirken EM im Einsatz auf der Haut des Tieres. Auch hier schaffen sie es, ein durch Krankheit oder übertriebene Hygiene geschädigtes Hautmilieu wieder herzustellen.

EM-1® - Die Basis für alle EM-Produkte

Die Herstellung von EM-Produkten erfolgt in Deutschland durch die Firma EMIKO. Das Ur-Produkt, aus dem alle anderen EM-Produkte entstanden sind, ist das „EM-1®".

EM-1® wird in Deutschland als Bodenhilfsstoff vertrieben. Es handelt sich dabei um eine braune, säuerlich riechende Flüssigkeit, die in ihren Hauptbestandteilen aus Wasser und den besagten Effektiven Mikroorganismen besteht. In seiner Bedeutung für den Einsatz der EM kann es als eigenständiges Produkt eingesetzt werden oder als Basis für die Zubereitung diversifizierter EM Produkte dienen.

EM-Produkte zur Verbesserung der Hygiene

Zur Verbesserung der Hygiene stehen diverse EM-Produkte zur Verfügung. Einige dienen der Verbesserung der Milieus auf den Oberflächen der Lebensräume ihrer Tiere, andere greifen bereits positiv in die Bausubstanz ein. So stehen neben diversen EM-Reinigern auch EM-Produkte wie z.B. durch EM angereicherte Keramiken und Farben zur Verfügung, die so zur Verbesserung der Raumhygiene beitragen. Hier eine kurze Übersicht über die verschiedenen EM-Produkte zur Verbesserung der Hygiene:

EM-X® Keramikpulver

In der offiziellen Beschreibung wird EM-X® Keramikpulver als „feinst zermahlenes, graues Pulver zur Bodenverbesserung, zur EM-Bokashi® Herstellung, als Zusatz bei der Wasseraufbereitung und (...)für viele andere Anwendungen." beschrieben. Darüber hinaus schafft es „gute Umweltbedingungen für Mikroorganismen und wandelt Küchenabfälle in einen hochwertigen Dünger um."

Mit seiner Hilfe lassen sich handelsüblicher Mörtel und einfache Anstrichfarben auf Mineralbasis in hochwertige Produkte verwandeln, die entscheidenden Einfluss auf die Verbesserung des Raumklimas haben und viele dort begründeten, allergischen Geschehen zu vermeiden helfen.

Ich persönlich kenne es darüber hinaus in Verbindung mit einer auf Melkfett basierenden Hautcreme zur Behandlung externer Hautgeschehen, wie z.B. Ekzeme oder oberflächliche, entzündliche Prozesse.

EMIKO® Haushaltsreiniger

Die EMIKO® Haushaltsreiniger gibt es mit verschiedenen natürlichen Zusätzen und Duftrichtungen, wie z.B. Zitrone oder Lavendel. Mit ihm behandelte Oberflächen sind sauber und weisen darüber hinaus ein positiv gestimmtes Mikroklima auf, das den Überlebensraum für krankmachende Keime auf ein Minimum reduziert und ungewünschtes Geschehen wie z.B. Schimmel verhindert, weil es diesem die Lebensgrundlage entzieht. Es gibt sie für alle Materialien und Untergründe. Darüber hinaus nimmt es auch alle Arten von unangenehmen Gerüchen. Ein mit EMIKO® Reinigern gesäuberter Hundekorb inklusive der sich darin befindenden Decke, wird nach erfolgter Behandlung auch nicht mehr nach Hund riechen.

EMIKO® Stallreiniger

Speziell für den Einsatz im Umfeld von Tieren wurde der EMIKO® Stallreiniger entwickelt. Er eignet sich jedoch nicht nur für Ställe, sondern für alle Räume, in denen Tiere gehalten werden. Da alle EM-Reiniger aus rein natürlichen Inhaltsstoffen bestehen und die EM jedes Milieu positiv beeinflussen, ist der Einsatz derer für unsere Tiere nicht nur unschädlich, sondern sogar gesundheitsfördernd.

Der oben beschriebene Einsatz von EM-X® Keramikpulver am Hund, sei es in Form von Cremes oder anderen Zubereitungsarten, sollte jedoch nicht ohne die vorherige Abklärung mit einem im Umgang mit EM erfahrenen Tierarzt oder Tierheilpraktiker erfolgen.

EM-Produkte zur Verwendung am Tier
Hier eine kurze Übersicht:

EM-Ergänzungsfuttermittel
Das EM-Ergänzungsfutter steht Ihnen in flüssiger und fester Form zur Verfügung. Es wird dem Hund über das Futter verabreicht, wo es in der Regel sehr gern genommen wird. Die Dosierung ist im einzelnen individuell zu bemessen und richtet sich unter anderem nach der Größe des Hundes. Sein Einsatz hat sehr positive Einflüsse auf den gesamten Stoffwechsel des Tieres, im Besonderen erzeugt es eine ausgeglichene Darmflora und kann somit das Immunsystem stärken. Als positiver „Nebeneffekt" verliert sich ein bei vielen Hunden auftretender starker und oft störender intensiver Geruch des Hundes gleich mit.

EM-Fellpflege
Die EM-Fellpflege wirkt positiv auf das Hautmilieu und das Fell des Hundes. Es stärkt somit das natürliche Abwehrschild des Hundes, so dass von außen eintretende, krankheitserregende Keime nicht zum Erfolg kommen. Ganz nebenbei wirkt es sich darüber hinaus auch positiv auf den Geruch des Hundes aus. Im Gegensatz zu vielen anderen, handelsüblichen Fellsprays, die zur Pflege am Hund eingesetzt werden oder nur den Nutzen haben sollen, dem Fell des Hundes einen schönen Glanz zu verschaffen, enthält die EM Fellpflege keinerlei Chemie. Bei diesen Produkten des öfteren zu verzeichnende allergische Reaktionen sind mir hier nicht bekannt.

EM-Wasseraufbereitung
Wenn Wasser über längere Zeit in geschlossenen Systemen verweilt, wie dies zum Teil in Rohrleitungen oder Wassertonnen der Fall ist, bilden sich darin gern krankheitserregende Keime und Fäulnisbakterien. Dies zu verhindern, ist das Ziel der EM-Wasseraufbereitung. Darüber hinaus nimmt sie Einfluss auf die bioenergetische Struktur des Wassers. Unser in der Regel chemisch aufbereitetes Trinkwasser wird von Biologen oft auch als „Totes Wasser" bezeichnet. Die in

den zur Wasseraufbereitung eingesetzten EMIKO® EM-X® Keramik-Pipes wandeln dieses so um, dass man wieder von „Lebendigem Wasser" reden kann.

EM-X Gold®

EM-X Gold® ist eines der bestimmt eindrucksvollsten Produkte, die aus EM entwickelt wurden. Es handelt sich dabei um ein fermentiertes Getränk, das eine starke antioxidative Wirkung hat. Es wirkt sich somit positiv auf die Menge der sogenannten „Freien Radikale" im Körper aus. Inzwischen ist allgemein anerkannt, dass diese „Freien Radikale" für viele negativen Prozesse im Körper verantwortlich sind. Sie sind maßgeblich mit verantwortlich für viele Krebserkrankungen, entzündliche Krankheitsgeschehen, sowie vorzeitigen Alterungs- und Verschleißerscheinungen. EM-X® Gold wirkt hier als sogenannter Fänger dieser „Freien Radikale". So entdeckten amerikanische Wissenschaftler bei Untersuchungen von krebskranken Patienten, dass die Aktivität derer „NK-Zellen" um ca. 20 bis 30 Prozent stieg, wenn sie mit EM-X® behandelt wurden. Bei den „NK-Zellen" handelt es sich um natürliche, körpereigene „Krebs-Killerzellen". Sie bewiesen somit, dass der Einsatz von EM-X® einen sehr positiven und gesundheitsfördernden Einfluss in der ganzheitlichen Krebstherapie und somit auf die Heilung von Krebspatienten hat.

Fazit

Der berühmte, französische Wissenschaftler Louis Pasteur bekannte sich noch auf seinem Sterbebett zu folgendem Zitat: „Das Milieu ist alles, die Mikrobe ist nichts." Damit machte er zwei Dinge offensichtlich. Erstens, dass man noch bis ins hohe Alter lernfähig ist und zweitens, dass eine einzelne Mikrobe oder Bakterie keinen Einfluss auf das Geschehen von Krankheit oder Gesundheit hat. Ausschlaggebend ist es vielmehr, die Gesamtheit der Mikroben und Bakterien, sprich das Milieu positiv zu gestalten. Auf dem Weg zu diesem Ziel stellen die Effektiven Mikroorganismen von Dr. Higa ein sehr wertvolles Instrumentarium dar.

Blutegeltherapie

„Blutegel? Iiiihhh, wie eklig!"

Stimmt gar nicht! Abgesehen davon, daß Sie für die Therapie verschiedenster Krankheiten ungemein wirkungsvoll sind, sind die kleinen „Schlangen" beim genaueren Betrachten auch noch richtig hübsch anzusehen. Das einzig Ekelige ist, dass sie Blut saugen, aber genau das macht sie so wirkungsvoll.

Die Blutegeltherapie ist eine der ältesten Heilmethoden der Welt, bereits 5 Jahrhunderte v. Chr. wurde sie angewendet. Bereits im Ägypten der Pharaonen und auch in der griechisch-römischen Klassik wurden Blutegelbehandlungen durchgeführt. Leider wurde dann Anfang des 19.Jahrhunderts die Behandlungweise übertrieben und man sprach von Vampirismus.

Im Zuge dessen und die Verlagerung auf medikamentöse Behandlungsformen führte zu einer Vernachlässigung der Blutegeltherapie als traditionelles Naturheilverfahren. Nach dem Zweiten Weltkrieg war sie fast vergessen, wurde aber glücklicherweise in den 90er Jahren wiederentdeckt.

Durch die heutigen modernen Analysemethoden konnten viele Wirkmechanismen des Speichelinhaltsstoffe des medizinischen Blutegels aufgeklärt werden.

Wirkungsweise der Blutegeltherapie:

Die Wirkung der Therapie resultiert aus der Zusammensetzung des Egelspeichels (= Salvia). Man weiß heute, dass darin mindestens 40 verschiedene Substanzen mit unterschiedlicher Funktion enthalten sind. Wirklich erstaunlich hierbei ist, dass der Blutegel diese Substanzen willentlich ausschütten kann.

Neben der gerinnungshemmenden Wirkung des Hirudins und Calins findet man entzündungshemmende und schmerzstillende sowie gefäßerweiternde und lymphstrombeschleunigende Substanzen. Ferner wurden immunisierende und antibiotikaähnliche Stoffe nachgewiesen.

Hauptinhaltsstoffe und ihre Wirkung:

- Hirudin: gerinnungshemmend
  Erhöhung der Leukozythenaktivität, vermutlich diuretisch (fördert den Harnfluss)
- Calin: gerinnungshemmend, bewirkt die lange Nachblutung
- Eglin: antiphlogistisch (entzündungshemmend)
- Orgelase: Spreading factor, verschafft anderen Wirkstoffen Platz im Interstitium;
  Mucolytisch (schleimlösend) im Wundbereich
  Bakterizid (Bakterien abtötend)
  Verstärkt den Blutstrom im Saugbereich
- Histaminähnliche Subtsanz:
  Gefäßerweiternd um die Bissstelle
- Aeromonas hydrophila (Darmsymbiont):
  Produziert antibiotikaähnliche Substanz
- Lipide: Verhindern den Wundschluss

Die Blutegeltherapie erfolgt immer symptombezogen, wobei schon die Zusammensetzung des Speichels einen Anhaltspunkt für die Indikationen gibt.

Prinzipiell können Blutegel bei allen Entzündungsformen hilfreich sein.

Allgemeine Wirkungsweisen sind der schonende Aderlass, die Antithrombotische Wirkung, Immunisierung, die entzündungshemmende Wirkung, Spasmolytisch im Gefäßbereich und lymphstrombeschleunigend.

Der medizinische Blutegel (Hirudo medicinalis officinalis) ist in der Tierheilkunde bei folgenden Erkrankungen einsetzbar:

- Akute Hufrehe (Pferd)
- Arthritis (akute Gelenksentzündung)
- Arthrose (Degeneration des Gelenkknorpels mit Entzündungsphasen)
- Schleimbeutelentzündungen
- Tendinitis/Tendovaginitis (Sehnen-/ Sehnenscheidenentzündungen)
- Hüftgelenkdysplasie
- Ellenbogendysplasie
- Diskopathie (Bandscheibenvorfall)
- Spondylose
- Abszesse
- Ödemen
- Hypertonie (bedingt durch schlaffe Bänder)
- Myogelosen (wulstförmige Muskelverhärtungen)

- Schlecht heilende Wunden
- Prellungen, Quetschungen, Stauchungen

Wann man keine Blutegel Therapie machen sollte:

- Starke Blutarmut (Anämie)
- Immunschwäche
- Wundheilungsstörungen
- Diabetes mellitus
- Gerinnungshemmungsstörung (Bluter)
- Bekannte allergische Reaktion auf Wirkstoffe des Blutegels
- Tiere die eine geschwächte allgemeine Konstitution aufweisen
- Tiere, die gerinnungshemmende Medikamente verabreicht bekommen
- Tiere unter einem Gewicht von 7 kg
- Trächtigkeit
- Fortgeschrittene Lebererkrankung
- Extreme Allergiker, besonders gegen Eiweiße
- Viruserkrankungen
- Herzinsuffizienz
- Starker Durchfall
- 48 Stunden vor einer OP

Zunächst einmal: Der Biß eines Blutegels ist nicht schmerzhaft. Verständlich, denn Egel haben in der freien Natur kein Interesse daran, überhaupt bemerkt zu werden. Ob zur Schmerzlinderung ein Anästhetikum im Speichel enthalten ist, ist umstritten. Die Bisse werden wie „Brennesselstiche", „Mückenstiche", „ein leichtes Ziehen" oder „Einstiche von Injektionsnadeln" oder sogar als völlig schmerzfrei beschrieben. Ein im folgenden Verlauf mögliches, leichtes Jucken - ähnlich wie bei einem Mückenstich - geht auf histaminähnliche Substanzen zurück.

Der Biß ist auch durch die Biss"technik" wenig schmerzhaft: 3 sternförmig angeordnete Sägeleisten mit jeweils ca. 80 Kalkzähnchen raspeln sich vorsichtig durch die Haut, um zum Ziel der Wünsche - dem Blut - zu gelangen. Zwischen den Kalkzähnchen sind Öffnungen, durch die die SALIVA, der Blutegelspeichel abgegeben wird.

Hat der Egel einmal gebissen und saugt das Blut, so bleibt er so lange dort, bis er von alleine abfällt. In der Regel dauert das ganze etwa 20-30 min. Das anschließdene Nachbluten dauert dann nochmal etwa 2-6h, die Wunde wird so von Sekundärinfektionen gereinigt und bewirkt darüber hinaus einen sanften Aderlaß!

Ein ganz wichtiger Punkt zum Schluss.

Jeder Blutegel, der einmal zu medizinischen Zwecken eingesetzt wurde, darf kein zweites mal verwendet werden.

Auch wenn es grausam erscheinen mag, entweder man tötet Sie nach erfolgter Therapie oder man gönnt ihnen ein kleines Rentnerbecken.

Egel leben, gemessen am Menschen, recht passabel:

- sie sind nicht gierig: eine Mahlzeit genügt für 1-2 Jahre (wer kann das schon von sich behaupten?)
- sie besiedeln nur reinstes Wasser
- sie sind schön: ihre Rückenzeichnung ist einmalig, und ihr eleganter Schwimmstil gleicht dem eines Delphins
- ihr Biß ist wenig schmerzhaft
- sie reinigen die von ihnen gesetzte, sternförmige Wunde
- ihre Speicheldrüsen sind frei von Krankheitskeimen

Vorurteile haben sie offenbar in ihrer weit mehr als 450 Millionen Jahren (hier verlieren sich ihre Spuren in der Entwicklungsgeschichte) währenden Entwicklung nicht davon abgehalten, durch ständige „Innovationen" heilende Wirkungen bei denen zu entfalten, von denen sie etwas wollen: Uns Säugetieren.

Reiki für Hunde

Natürlich kann und soll Reiki auch beim Hund nicht den Besuch bei einem Tierarzt, Tierheilpraktiker oder Hundeverhaltenstherapeuten ersetzen.

Es ist vor allem als Komplementärmaßnahme gedacht, um eine Genesung zu unterstützen, bzw. durch die erhöhte positive Energie im Körper Krankheiten gar nicht erst entstehen zu lassen.

Der Hund zeigt Ihnen sehr deutlich, wo ihm die Reiki-Hände gut tun. Er dreht und wendet sich, bis die Stelle, die Energie benötigt, genau unter den Händen ist.

Hunde schätzen es sehr, wenn man beide Hände auf die Oberschenkel legt oder Reiki in die Bauchregion gibt. Am Kopf ist die Reiki-Behandlung angenehm, wenn sie zwischen den Ohren zum Nacken hin gegeben wird. Die Augen sollten ausgespart werde. Ein Hund, der gut sieht, wird den Kopf weg drehen, wenn man ihm die Hände darauf legt.

Der Hund wird sich mit einem tiefen, genüsslichen Seufzer hinlegen, so dass die Hände seitlich vom Nacken bis hin zur Rute und den Hinterläufen aufgelegt werden können.

Besonders bei großen Hunden ist eine tägliche Versorgung der Wirbelsäule (Hände seitlich der Wirbel positionieren) zu empfehlen, da viele der überzüchteten Hunderassen zu Problemen mit den Bandscheiben neigen. (Die Begradigungsenergie hat sich hier ergänzend sehr bewährt).

Legen Sie eine Hand hinter die Ohren und die andere Hand auf die Schwanzwurzel. Ein gesunder Hund hat nach etwa zehn bis 15 Minuten genug von der Energie und wird sich selbstständig, meist sichtlich zufrieden aus dem Staub machen. Ist der Hund, der behandelt wird, krank oder alt, so wird er die Reiki-Behandlung länger genießen. Es ist daher in jedem Fall zu empfehlen, dem Hund täglich eine Reiki-Anwendung zu gönnen.

Haben Sie einen Hund vor sich, der z.B. aus dem Tierheim kommt oder aus zweiter Hand an den neuen Besitzer abgegeben worden ist, so ist dieser Vierbeiner dann meist im Verhalten auffällig, überängstlich, ein Angstbeller oder gar aggressiv. Diesen Hunden kann man wirksam helfen, indem Sie (wenn Sie bereits den 2. Grad Usui Reiki haben) das Symbol für die Mentalheilung einsetzen. Mit solchen Vierbeinern muss man sehr viel Geduld haben, da oft eine Verletzung oder Angst sehr tief sitzt.

Zu empfehlen ist es auch, dass man die Nahrung und/oder das Wasser des Hundes mit Reiki auflädt - vor allem dann, wenn viel Trockenfutter gegeben wird.

Eine komplette Behandlung der Chakren mit Reiki sollte einmal in der Woche empfohlen und vorgenommen werden. Auf jedes Chakra sollten die Hände je etwa fünf Minuten aufgelegt werden. Ist das Auflegen der Hände nicht möglich, dann sollte ein Abstand zwischen dem Körper des Tieres und der behandelnden Hände maximal fünf Zentimeter betragen. Achten Sie darauf, dass Ihre Finger geschlossen sind. Geöffnete Finger leiten die Energien in eine andere Richtung.

Lassen Sie sich durch Ihre Hände leiten und durch das, was Ihnen das Tier aufzeigt. Die Arbeit mit Tieren ist eine intuitive Erfahrung.

Natürlich können Sie, wie auch beim Menschen, einen Chakrenausgleich vornehmen.

Wechseln Sie immer dann die Position, wenn in beiden Händen derselbe Energiefluss spürbar ist oder nach drei bis fünf Minuten.

Bei Hunden empfiehlt sich vor allem, bei Beschwerden in einem Bereich, z.B. Magenschmerzen, eine Hand auf das Chakra an der betreffenden Stelle zu legen (Solar Plexus) und alle anderen Hauptchakren der Reihe nach damit auszugleichen.

Reiki kann vorbeugend eingesetzt werden:
- beim Autofahren
- bei der Gewöhnung an eine neue Umgebung
- beim Scheren / Kämmen
- etc.

Reiki kann zur Entspannung und Beruhigung angewandt werden:
- bei mangelndem Vertrauen
- nach einem Besitzerwechsel
- bei Nervosität
- bei Spannung und Schwierigkeiten bei allgemeinem Umgang
- während einer Trennung
- nach Schock, Verletzung, Unfall und nach dem Gebären
- bei Ausstellungen

Reiki kann ebenso begleitend eingesetzt werden:
- bei Aggressionen
- bei Beissen
- bei Ungehorsam
- bei Unsauberkeit
- bei Hunden, die nicht allein bleiben können
- bei Angst vor bestimmten Dingen (Hunde, Menschen, Geräusche, Katzen, Autofahren etc.)

Bei Verhaltensauffälligkeiten empfiehlt es sich jedoch, die Ursache im Ansatz gewaltfrei mit Hilfe eines Hundetherapeuten zu therapieren und Reiki hier begleitend einzusetzen.

Da Hund und Besitzer eine enge Beziehung zueinander haben und sich gegenseitig oft stark beeinflussen, werden viele Beschwerden beim Hund leider auch oft durch den Besitzer verursacht. So wird z.B. starke Nervosität des Besitzers auf den Hund übertragen.

Daher ist es oft mehr als sinnvoll, in dieser Symbiose sowohl Hund als auch Besitzer ganzheitlich zu behandeln.

Die Chakren des Hundes

Das Wurzelchakra:
Verwurzelung und aktives Eintauchen in irdische Belange, steuert Fortpflanzung, Keimdrüsen, Kreativität, Lebens – und Schaffenskraft. – rot (8)

Das Nabelchakra:
Reguliert Stoffwechsel- sowie Ausscheidungsfunktionen, kontrolliert das Fließgleichgewicht des Organismus, gibt Impulse an Darm, Leber, Pankreas, Nieren, Ovarien und Hoden, Nebennieren und Geschlechtsdrüsen. – orange (7)

Das Sonnengeflecht oder Solar Plexus:
Ist das Rhythmuszentrum für Atmung und Herz, kontrolliert den Magen, den Darm, die Leber und den Pankreas; bei einer Schwächung werden auch Milz und Immunsystem betroffen. – gelb (6)

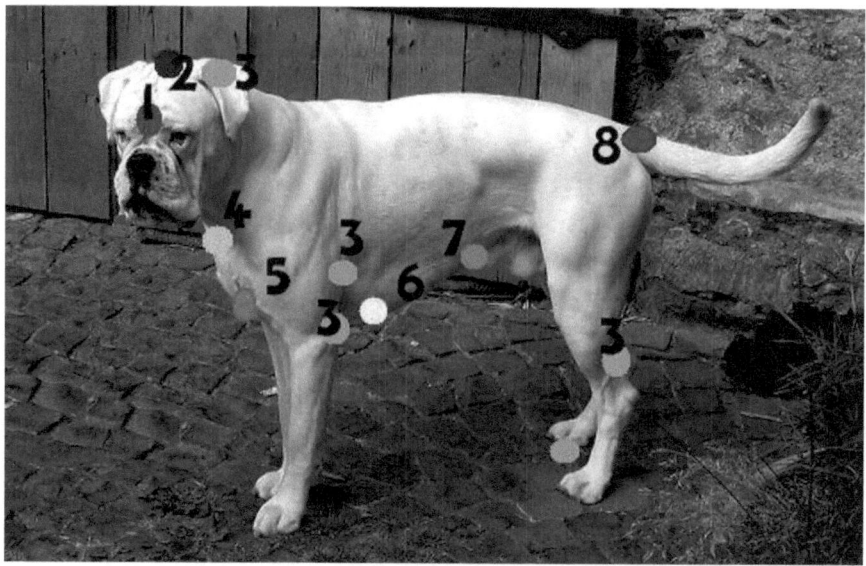

Das Herzchakra:
Moduliert den Herzrhythmus, reguliert die Funktionen der Schilddrüse und der Hypophyse. Liegt eine Störung vor, führt es zu Herz-, Blut- und Lungenerkrankungen. – grün (5)

Das Kehlchakra:
Ist für den oberen Kehlbereich zuständig. Es ist der Schilddrüse, den Lungen, dem ganzen Atmungssystem, den Vorderläufen, den Ohren, der Kehle und der Stimme zugeordnet. Es steht für Kommunikation, Ausdruck, Kommunikationsbereitschaft mit Mensch und Tier. - hellblau (4)

Das dritte Auge:
Es hängt mit der Denkfähigkeit zusammen und wird auch den Ohren, der Nase, der linken Gehirnhälfte, der linken Kopfseite, dem linken Auge und auch dem Nervensystem zugeordnet. Weiter hängt es mit der Hypophyse zusammen. Liegt eine Störung vor, äußert sich dies meist in schlechten Augen, Sehfehlern, Sehschwäche, Schmerzen im Bereich des Kopfes, Problemen mit der Nase, der Riechfähigkeit, der Konzentration. - dunkelblau (1)

Das Kronenchakra:
Es steht für alle kosmischen und göttlichen Aspekte, für die ganze Schöpfung. Es wird in Zusammenhang mit dem cranio Sakralen System gesetzt. Ihm wird ebenso das rechte Auge, rechte Ohr zugeordnet.- violett (2)

Das Kniechakra (Nebenchakra):
Gibt Impulse an die Ovarien, Hoden, Milch – bzw. Vorsteherdrüsen, Gefühl für Gemeinsamkeiten und konzentrierte Aktionen; alle Farben des Regenbogens sind in diesem Chakra vereint. Es unterstützt die Gesamtheit und Integrität des Individuums im Entfaltungsprozess. - grau (3)

Das Kniekehlchakra (Nebenchakra):
Hat Einfluss auf die Fortbewegungs- und Fortschrittsmöglichkeiten des Tieres, das Hüftgelenk ist der Hauptmotor der Fortbewegung. Das Kniegelenk verstärkt oder schwächt. - grau (3)

Das Sohlenchakra (Nebenchakra):
Dieses Chakra hilft dem Tier, sich bewusst mit den jeweiligen materiellen Bedingungen auseinander zu setzen; das Chakra steht mit dem Wurzelchakra in enger Beziehung. Aus diesen Chakren zieht der Bewegungsapparat, das Immunsystem und die genetische Programmierung ihre Energien. - grau (3)

Das Ohrgrundchakra (Nebenchakra):
Liegt unmittelbar über bzw. am Ohr. Es sorgt für das Gehör und das Gleichge-
wichtsorgan, reguliert daher die Orientierung im Raum sowie die Einstellung
auf das individuelle Lebensziel. Die körperliche Zuordnung betrifft hauptsächlich die inneren Atemorgane. - grau (3)

Das Achselchakra (Nebenchakra):
Liegt unmittelbar in der Achselhöhle. Es steht in Verbindung mit dem unteren
Halsbereich, dem Schulterblatt, Teilen der Brustwand und der vorderen Extre-
mitäten. Dient dazu, gemeinsam mit dem Ohrgrundchakra das ursprüngliche Le-
bensprinzip zu erfassen und zu untermauern. - grau (3)

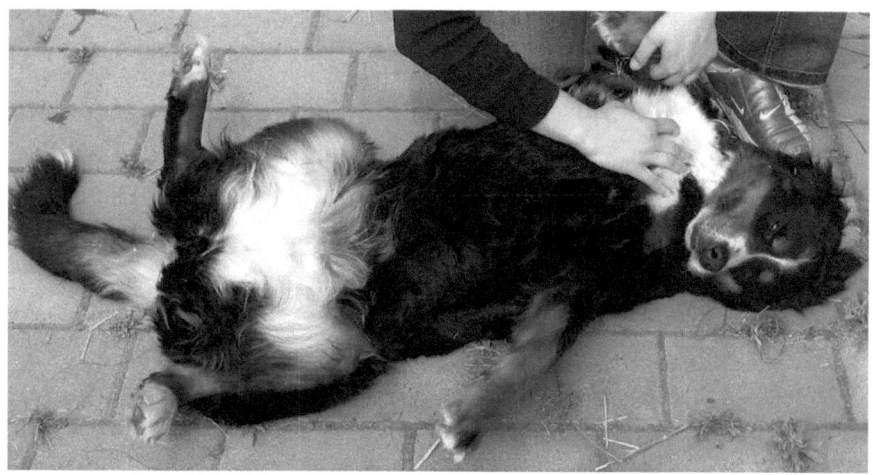

Susanne Schmitt

Die Dorn Therapie für Hunde

Wie beim Menschen treten Rückenprobleme auch beim Hund immer häufiger auf. Beim Menschen längst als sogenannte Volkskrankheit bekannt, wird das Problem der klassischen Rückenschmerzen beim Hund häufig gar nicht wahrgenommen.

Treten Empfindlichkeiten an der Wirbelsäule oder andere Probleme des Bewegungsapparates auf, wird häufig gleich eine der vererbbaren oder degenerativen Wirbelsäulen- oder Gelenkerkrankungen vermutet. Führt das Röntgen der schmerzempfindlichen Areale nun zu keinem Ergebnis und organische Probleme sind ausgeschlossen, steht der Halter völlig verunsichert vor der bangen Frage, worunter sein Hund denn nun leidet. Ziemlich wahrscheinlich wäre die richtige Diagnose: Rückenschmerz.

Helfen kann die Dorn-Therapie!

Eine sanfte, entspannende Methode, um Schmerzen zu nehmen oder das Wohlbefinden zu steigern. Hunde lieben diese Behandlung, egal ob zur Therapie oder Wellness. Die häufigsten Aussagen der Halter am Tag nach der Dorn- Behandlung ist: mein Hund ist so gut gelaunt und albern.

Durch die positive Erfahrung für den Hund, dass der Behandler schmerzhafte Körperbereiche zuverlässig ertasten und den Schmerz „ausschalten" kann, wirkt die Methode sehr vertrauensfördernd.

Aufgrund jahrelanger Erfahrung wissen wir, dass der größte Teil aller Rückenschmerzen auf einer Fehlstellung im Skelett beruht. Meist handelt es sich um die Fehlstellung einzelner Wirbelkörper. Simpel ausgedrückt: einzelne Wirbel sind leicht verdreht, sie sind minimal um ihre eigene Achse rotiert und befinden sich nicht mehr im Lot der Wirbelsäule. Dies führt zu einer unphysiologischen Belastung der kleinen Wirbelgelenke und Bandstrukturen, verursacht lokale und/oder ausstrahlende Schmerzen und kann, in schweren Fällen, auch zur Beeinträchtigung der Spinalnerven führen (der Nerven, die seitlich aus dem Rückenmark austreten). Sind die Nerven enneviert können daraus alle erdenklichen organischen Beschwerden resultieren, da der Nerv sein zugehöriges Organ/Gewebe nicht mehr adäquat versorgen kann.

Weitere Gründe für die Schmerzen können Beinlängendifferenzen oder Blockaden im Iliosakralgelenk (Kreuzbein-/Darmbeingelenk) sein.

Mit Hilfe der Dorn-Therapie können wir diese Fehlstellungen auf sanfte Art beheben. Die Therapie bekam vor ca. 40 Jahren ihren Namen von Herrn Dieter

Dorn, der die Behandlungen bekannt machte. Vor viereinhalb Jahren habe ich diese Therapieform auf die Hundeanatomie übertragen, um meinem eigenem Hund nach einem Bandscheibenvorfall zu helfen.

Ziel der Behandlung ist es, die korrekte Statik des gesamten Skeletts wiederherzustellen. Daher nimmt der Dorn-Therapeut einen Beinlängenausgleich vor, deblockiert (wenn nötig) das Iliosakralgelenk und richtet die gesamte Wirbelsäule. Im Gegensatz zur lokalen Chiropraktik arbeitet der Dorn-Therapeut sehr viel sanfter und ganzheitlich. Er behandelt, auch aus energetischen Gründen, immer die ganze Wirbelsäule und richtet die Fehlstellungen auf schonende Weise. Mittels sanftem bis starkem Druck oder feinen Vibrationen repositionieren wir die fehlgestellten Wirbelkörper.

Die Dorn-Therapie wird, obwohl sie nicht völlig schmerzlos ist, sehr gut von den Hunden angenommen! Ein wichtiger Grundsatz der Behandlung ist, dass wir nie über die Schmerzgrenze des Tieres gehen. Viele Hunde arbeiten daher regelrecht mit und zeigen deutlich die zu behandelnden Stellen an.

Die Ursachen der Fehlstellungen sind vielfältig. Bei Hunden mit bestehenden Skeletterkrankungen entstehen sie fast zwingend aufgrund der teils massiven Schonhaltungen, sie sind also Folge der Erkrankung und verschlechtern durch die zusätzlichen Schmerzen den Allgemeinzustand der Tiere oft erheblich.

Weitere Ursachen sind Über- oder Unterforderung, Sprünge, Stürze, Purzelbäume, Halsbänder, falsche Bewegung auf falschem Untergrund, einseitige Belastung, mangelnde Muskulatur, altersbedingt atrophierte Muskulatur, plötzliche ruckartige Bewegungen, Unfälle u.v.m.

Meine häufigsten Patienten sind daher jüngere Hunde, die sich Fehlstellungen beim wilden Toben/Spielen/Raufen zuziehen; ältere Hunde aufgrund der schwachen, verminderten Muskulatur und Tiere mit bestehenden Wirbelsäulen- und Gelenkerkrankungen.

Die Symptome zeigen sich ebenso vielfältig wie unsere Hunde selbst. Manche Tiere reagieren lediglich empfindlich an einer kleinen Stelle der Wirbelsäule, andere möchten nicht mehr laufen/springen/Treppen steigen, viele humpeln oder zeigen ein unsymmetrisches Gangbild, einige laufen nur noch auf 3 Beinen oder halten die Rute schief und manche haben starke neurologische Symptome, während gerade bei den älteren Tieren eine kontinuierliche Verschlechterung des Bewegungsablaufs und der Lebensfreude wahrnehmbar ist.

In unserer leistungsorientierten Gesellschaft und mit dem Hang, Tiere gern zu vermenschlichen, neigt der Mensch leider oft zu Fehlinterpretationen des Hundeverhaltens.

Wer kennt das nicht? Der Hund steht unmotiviert auf dem Hundeplatz oder befolgt Befehle schleppend oder gar nicht. Gerne deuten wir dies mit Unlust, Ungehorsam, schlechter Laune oder Dickköpfigkeit. Sogar die Eigenschaft, Schmerz zu simulieren, um etwas Unangenehmem auszuweichen, sprechen wir den Hunden zu. Hat jemand von Ihnen noch nie einen Hundehalter den Satz sagen hören: „Jetzt stell dich nicht so an."?

Meiner Erfahrung nach stellen die wenigsten Hunde sich an! Natürlich gibt es listige (und trotzdem oder gerade deswegen liebenswerte) kleine Schelme, die mit einem gekonnten Pfötchen in die Luft heben (mit zwingend leidendem Gesichtsausdruck!) ihr Ziel erreichen und getragen werden. Sicher hat auch ein Hund mal keine Lust auf Sport und ganz sicher ist ein Hund auch mal stur (als Halterin eines großen Schweizer Sennenhundes kann ich dies ausdrücklich bestätigen).

Wenn sich solch ein verweigerndes Verhalten aber öfter wiederholt und der Hund auch mit stärkerer Motivation durch den Halter nicht bereit ist, bestimmte Bewegungen durchzuführen, sollte dies unbedingt abgeklärt werden. Dies kann durch einen Tierarzt, einen Tierphysiotherapeuten oder Dorn-Therapeuten geschehen.

Unbedingt sind Tiere zu untersuchen, deren aktuelles Bewegungsverhalten vom Gewohnten abweicht. Dazu gehören Hunde, die z.B. nicht mehr auf ihren erhöhten Liegeplatz steigen/springen, plötzlich oder allmählich keine Treppen mehr steigen möchten, nicht mehr ins Auto kommen oder nicht mehr mit ihren Hundefreunden spielen wollen. Jedes Abweichen vom normalen Verhalten, auch plötzliche Aggressivität gegenüber anderen Hunden oder das Gegenteil, das in sich Zurückziehen, kann ein Indiz für Schmerzen sein.

Einige Tierärzte haben bereits an unseren Seminaren teilgenommen und empfehlen diese nun auch für ihre Patienten. Manche Tierärzte schicken ihre Patienten auch direkt zu mir, da in meiner Praxis die Atmosphäre entspannter ist und ich nicht unter dem tierärztlichen Zeitdruck stehe. In den Händen eines Dorn-Therapeuten entspannt so mancher Hund, der sich beim Tierarzt am liebsten in Luft auflösen würde.

Ganz besonders liegen mir unsere betagten Fellnasen am Herzen. Bitte nehmen sie es nicht tatenlos hin, wenn ihr Hund allmählich an Lebens- und Bewegungsfreude verliert! Oft höre ich nach meinen Behandlungen von den Haltern älterer Hunde, dass diese um Jahre jünger wirken, regelrecht albern sind, wieder Spaß an Bewegung und Interesse an der Umwelt haben. Manche fangen sogar im hohen Alter das Spielen wieder an und/oder sind wieder bereit, Neues zu lernen.

Generell kann man jedem Hund, bis auf wenige kontraindizierte, eine Dorn-Behandlung zukommen lassen. Bestehen keine Probleme in der Stellung des Skeletts, genießen die Tiere die Behandlung genauso wie eine klassische Massage. Die Therapie beinhaltet viele auch bei der Massage erwünschte und bezweckte „Nebenwirkungen". So regen wir den Stoffwechsel und damit den Abtransport von schädlichen Schlackenstoffen an, mobilisieren Wirbelsäule und Gelenke, beruhigen und entspannen.

Menschliche Patienten ohne körperliche Probleme, berichten von ausschließlich positiven Sinnesveränderungen. Sie fühlen sich leichter und/oder größer, sehen besser, können sich besser konzentrieren und sind nach der Behandlung herrlich entspannt. Meine vierbeinigen Patienten können mir dies zwar nicht verbal mitteilen, sie zeigen es mir und ihrem Halter aber deutlich im Rahmen Ihrer Möglichkeiten.

Etwas sehr Schönes an dieser Therapieform ist ihre schnelle Wirksamkeit. Ein Behandlungserfolg ist spätestens am Tag nach der Therapie ersichtlich. Auch die Behandlungsdauer ist erfreulich, die meisten Hunde benötigen lediglich zwei bis vier Behandlungen, um sie von Ihren Rückenschmerzen zu befreien. Einige meiner Patienten waren bereits nach der ersten Behandlung dauerhaft beschwerdefrei. Hier ist der Halter gefragt! Je früher er seinen bewegungs- oder verhaltensauffälligen Hund zur Behandlung bringt oder diese selbst vornimmt, umso weniger Behandlungen sind normalerweise nötig, um die Fehlstellungen langfristig zu beheben.

Einige meiner Patienten kommen zu regelmäßigen Präventionsbehandlungen. Obwohl diese Tiere unter keiner Erkrankung leiden, werden sie zur Vorbeugung von Wirbelsäulen- und Gelenkproblemen behandelt. Auch die Halter dieser Hunde, die ja eigentlich gar kein Problem haben, berichten von positiven Veränderungen in Bezug auf Bewegungsfreudigkeit, Verhalten und Wohlbefinden.

Bei schweren Fällen, gerade in Verbindung mit Skeletterkrankungen, kann die Kombination mit Akupunktur, Moxibustion, Wärme- oder Kältebehandlungen, Homöopathika, Krankengymnastik, Blutegeln oder anderen alternativmedizinischen Verfahren sinnvoll sein.

Viele Hundephysiotherapeuten belegen in Ihrer Ausbildungsstätte oder direkt bei mir Fortbildungen zur Dorn-Therapie, um diese Lücke in ihrer Arbeit (das direkte Arbeiten am Skelett) zu schließen. Bei mir können auch interessierte Halter am Seminar teilnehmen, um ihrem Hund selbst zu helfen oder Probleme im Bewegungsapparat frühzeitig erkennen zu können.

Sollten Sie sich nicht sicher sein, ob ihr Hund unter Schmerzen oder Bewegungseinschränkungen leidet, stellen Sie ihn doch einmal einem Dorn-Therapeuten vor. Dieser wird sich ein Gesamtbild über den statischen und muskulären Zustand Ihres Hundes verschaffen.

Sollten Sie skeptisch im Bezug auf die Dorn-Therapie sein, kann ich Ihnen nur empfehlen, sich selbst einmal einer Dorn-Behandlung zu unterziehen. Vermutlich vergehen nur Tage, bis dann auch Ihr Hund in deren Genuss kommt.

Biochemie nach Dr. Schüssler am Hund

Dr. Wilhelm Heinrich Schüssler lebte von 1821 bis 1898 - er war Arzt und Homöopath in der Nähe von Oldenburg. Nach und nach entdeckte er 12 Mineralsalze, die für das Funktionieren des Körpers sehr wichtig sind. Er legte seine Schwerpunkte auf deren Forschung und Wirkungsweise. Dadurch entwickelte er im Laufe der Zeit seine eigene „Biochemie". Nach dem Tod von Dr. Schüssler entdeckte man noch weitere Mineralstoffe. Diese Mineralstoffe werden als „Ergänzungsmittel" bezeichnet.

In jedem menschlichen sowie auch tierischen Organismus kommen die 12 Mineralsalze vor. Auch in Pflanzen, Bäumen - unserer Natur sind sie zu finden.

Sie sind Nährstoffmittel, Wachstumsmittel - sie regulieren den Säure-Basis-Haushalt des Organismus. Sie entschlacken und entgiften, Stärken das Immunsystem und wirken psychisch ausgleichend, unterstützend und harmonisierend.

Tiere sprechen auf sanfte Heilmethoden genau so an wie wir Menschen. Die Schüssler-Salze haben bei Tieren bereits vielfach ihre positive Wirkung und deren Heilsamkeit unter Beweis gestellt.

Jeder Besitzer kennt seinen Tier wohl am besten und kann daher ganz sicher auch die Merkmale der Schüssler-Salze mit denen seines Tieres sehr gut vergleichen. Sicher, zwölf Mittel sind überschaubar, dennoch sollte man sich unbedingt die Mühe machen, die unterschiedlichen Bezüge zu den Mitteln zu verstehen und dann erst auf sein Tier zu übertragen.

Schüssler-Salze sollten als „homöopathische aufbereitete Mittel" angewendet werden. Erhältlich sind sie in einer Potenzierung von D3, D6 und D12. Es gibt genügend Anbieter - auch in Apotheken oder dem Internet. Die Schüssler-Salze sind als Tabletten, Globuli und auch schon in Form von Tropfen erhältlich. Ebenso als Salbe.

Nicht jedes Tier nimmt freiwillig Tabletten, ich denke, das ist Ihnen sicher auch schon passiert. Aber im Allgemeinen werden die Schüssler-Salze von Tieren sehr gern genommen, da sie leicht süsslich schmecken. Man kann sie unter das Futter mischen oder auch im Wasser auflösen. Manche Tiere nehmen sie sogar als Leckerli. Probieren Sie aus, was für Ihr Tier das Beste ist.

Gute Erfahrungen gibt es in der Anwendung bei kleinen Hunden - eine halbe Tablette, dreimal täglich – und bei größeren Hunden - eine bis zwei Tabletten, dreimal täglich. Bei akuten Erkrankungen sollte man D3 oder D 6 wählen. Für chronische und seelische Leiden wählt man D 12. Empfehlenswert ist, die Gabe nicht sofort nach einer Besserung abzubrechen. Da es sich um gesundheitsfördernde Mittel handelt, kann man nicht zu wenig verabreichen.

Grundsätzlich gibt es bei den Schüssler-Salzen keine Überdosierung oder Nebenwirkungen. Der Körper nimmt sich das, was er benötigt!

Man kann die Salze auch als vorbeugendes Mittel einsetzen. Hauptanwendung sollte allerdings die Unterstützung durch die Schüssler-Salze bei der Behandlung von Krankheiten liegen. Auch psychische Störungen, Verhaltensauffälligkeiten können sehr gut mit den Schüssler-Salzen behandelt werden. Allerdings ersetzen diese auf keinen Fall einen Besuch beim Tierarzt, wenn es sich um akute Krankheiten o.ä. handelt.

Wer sich selbst nicht zutraut, die passenden Mittel auszusuchen, sollte einen erfahrenen Tierheilpraktiker oder Therapeuten für Schüssler-Salze hinzuziehen. Sicher finden Sie in Ihrer Nähe jemanden oder suchen im Internet nach einem für Sie passenden Therapeuten.

Die zwölf Mineralsalze nach Dr. Schüssler

1. Calcium fluoratum: Bindegewebe, Gelenke und Haut, Knochen, Zähne
2. Alcium phosphoricum: Aufbau-, Kräftigungs-, Nervenmittel
3. Ferrum phosphoricum: Schmerz-und Wundmittel, Fieber-und Entzündungsmittel im 1. Stadium
4. Kalium chloratum: Schleimhäute, Entgiftung, Reinigung, Entzündungsmittel im 2.Stadium, Ausscheidung von impf-chem. Giften
5. Kalium phosphoricum: Nerven und Psyche
6. Kalium sulfuricum: Leberfunktion, Entschlackung, Fiebermittel, Entzündungsmittel im 3. Stadium
7. Magnesium phosphoricum: Muskeln und Nerven, Schlafstörungen, Krämpfe, Schmerzen, Nervosität und Uruhe sowie Angst
8. Natrium chloratum: Flüssigkeitshaushalt in den Zellen
9. Natrium phosphoricum: Stoffwechsel, Übersäuerung
10. Natrium sulfuricum: innere Reinigung, Entschlackung und Entgiftung für Leber, Galle, Niere, etc.
11. Silicea: Haare, Nägel, Haut und Bindegewebe, Immunsystem, Reinigung und Ausscheidung bei eitrigen Prozessen
12. Calcium sulfuricum: Gelenke (Rheuma), Blutreinigung, schlecht heilende Wunden, Schleimhäute

Susanne Schmitt

Shiatsu für Hunde

Shiatsu heißt wörtlich übersetzt „Fingerdruck" (shi = Finger, atsu = Druck) und ist eine in Japan entwickelte ganzheitliche Technik zur Aktivierung der körpereigenen Heilungskräfte. Sie kommt aus der traditionellen chinesischen Medizin (TCM), ist abgeleitet von der chinesischen Massage (Tuina) und fest verbunden mit dem Meridiansystem und dem System der 5 Elemente. Mit Hilfe der Hände übt der Shiatsu-Gebende den Fingerdruck (= Shiatsu) entlang der Meridiane aus. Meridiane sind die Energieleitbahnen, welche die Lebensenergie (= das Qi oder Chi) in alle Zellen des Körpers transportieren und auf welchen sich die Akupunkturpunkte befinden.

Durch unterschiedlichste Faktoren können Blockaden im Qi-Fluss auftreten, die zu verschiedensten Krankheiten von Körper und Geist führen können. Shiatsu führt zur Mobilisation, Harmonisierung und Stärkung des Energieflusses im Körper.

Mittels Shiatsu heilt man keine Krankheiten, sondern man ermöglicht dem Körper, selbst gegen die Erkrankung, die Schmerzen, die Infektion, das Trauma o.ä. anzugehen.

Sehr gut eignet sich die Behandlung für Tiere mit Problemen am Bewegungsapparat, also für Hunde, die unter akuten oder chronischen Muskel-, Wirbelsäulen- oder Gelenkerkrankungen leiden. Auch bei Blasen- oder Nierenproblemen zeigt sich häufig schnell eine deutliche Besserung der Beschwerden.

Ein weiterer, sehr wichtiger Einsatzbereich des Shiatsu ist die Behandlung von Hunden mit geschwächtem Abwehrsystem, da die Aktivierung der körpereigenen Selbstheilungskräfte das vorrangige Ziel einer Shiatsu-Behandlung ist. Wir sehen daher positive Erfolge bei Patienten, die unter wiederkehrenden Infekten, Hautproblemen, Allergien, Stress oder chronischen Erkrankungen leiden.

Eine Behandlung wird von Zwei- und Vierbeinern als sehr angenehm und entspannend empfunden. Da wir verschiedene Massage- und Berührungstechniken anwenden können, ist es möglich, für jeden Hund (ob wilder Welpe oder schmerzempfindlicher Hundesenior) die optimal passende Behandlungsform zu finden.

Selbst Tiere, die unter starken Schmerzen leiden, können während dieser Therapie einmal völlig loslassen, da sich die Behandlung auf die Meridiane konzentriert und nicht allein auf das schmerzende Körperteil.

In meinen Behandlungen wende ich Shiatsu gern nach anstrengenden Übungen oder eher unangenehmen Therapien an, da ich den Patienten auf diese Weise zum Ende der Behandlung hin noch einmal wunderbar entspannen kann und er energetisch gestärkt und mit verminderten Schmerzen nach Hause geht. Dies unterstützt die Wirksamkeit anderer durchgeführter Therapien.

Shiatsu ist eine sehr sanfte und angenehme Form der Körpertherapie, die das Körpergefühl und das „Selbstbewusstsein" des Patienten deutlich steigern kann. Die Tiere werden für Ihren eigenen Körper sensibilisiert und genießen Berührungen dadurch häufig viel mehr. Daher ist Shiatsu auch für ängstliche und berührungsempfindliche Hunde mehr als geeignet.

Einige Halter bringen Ihre Hunde zur präventiven Behandlung zu mir, um Krankheiten vorzubeugen oder ihrem Tier einfach eine Wellnessbehandlung zu gönnen. Nach dem obligatorischem Check-up, einer Entspannungsmassage oder Dorn-Therapie ist Shiatsu in diesen Fällen eine ausgezeichnete Ergänzung.

Jeder kann Shiatsu lernen, anwenden und seinem Tier somit Gutes tun. Man benötigt keine medizinischen oder anatomischen Kenntnisse. Alle Hunde profitieren unabhängig von Rasse, Alter und Zustand sowohl körperlich als auch geistig von Shiatsu Behandlungen.

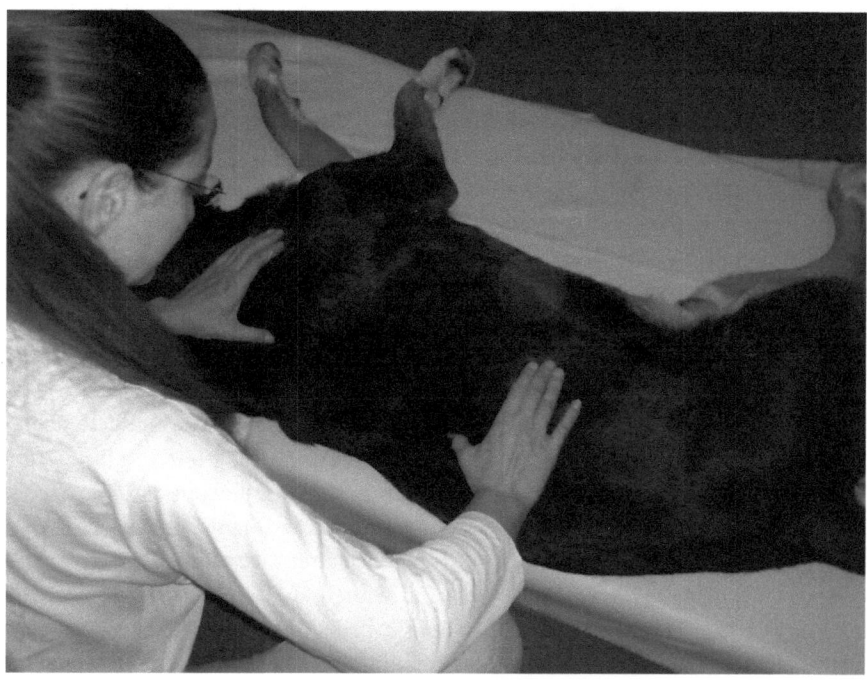

Juliane Walther

Allgemeines psychologisches Verständnis von Hunden

Hunde leben längst nicht mehr nur in freier Wildbahn und verhalten sich weitestgehend unabhängig von den Menschen. In der Zivilisation leben Hunde zusammen mit Menschen und gehen eine Art „Symbiose" mit uns ein. Um dem Haushund das Leben in zivilisierten Umgebungen zu erleichtern, müssen wir einige Regeln aufstellen und den Hund sozialisieren und erziehen. Wer in seinem Hund nicht nur ein Lebewesen sieht, dessen Aufgabe es ist, uns zu beschützen oder uns Aufgaben wie z.B. Schafehüten abzunehmen, der wird nicht drumherum kommen, seinem Hund ein manierliches und alltagsgerechtes Verhalten beizubringen. Andererseits ist es aber auch genauso notwendig, dem Hund in seinen „hündischen" Verhaltensweisen, Emotionen und Motivationen gerecht zu werden.

Das heisst, dass unsere Haushunde das Zusammenleben mit uns im Alltag lernen müssen und eine ihren Motivationen und Kräften entsprechende sinnvolle Aufgabe benötigen.

Äußere Umwelteinflüsse wie Stress, Autos mit ihren Abgasen, Fremde, andere Hunde, Gerüche, Geräusche und nicht zuletzt künstlich hergestellte Geschmacksstoffe, Konservierungsstoffe, etc. entsprechen nicht dem Naturell des Hundes. Zwar ist er teilweise seit Generationen damit aufgewachsen, aber es ist zu erkennen, dass die einen besser, die anderen weniger gut mit solchen Umwelteinflüssen umgehen können. Sind Hunde nicht gegen solche Einflüsse gestärkt, kann es zu negativen Auswirkungen im Verhalten, in den Emotionen, im Knochenbau und der Wirbelsäule, in Haut und Fell, etc. kommen.

Um unsere Haushunde dagegen stark zu machen und etwaige schon aufgetretene Mängel und Schäden zu lindern oder sogar zu beheben, ist es unerlässlich, sich seines Hundes anzunehmen, mit ihm artgerecht zu kommunizieren, sich mit ihm auseinanderzusetzen und ihm zu zeigen, wie er sich verhalten sollte.

Sportlichen Aktivitäten, die die Menschen für den Hund erfunden haben (zum Beispiel Agility, Dogdancing, etc.), steht die Erziehung und bindungsstärkende Kommunikation bevor. Den Hund körperlich auszulasten, ist eine Sache, ihm manierliches Verhalten beizubringen eine andere. „Manierlich" steht in diesem Fall nicht für „gesellschaftskonformes Verhalten", sondern für ein Verhalten, das auf den jeweiligen Halter und individuell auf den Hund zugeschnitten ist und den Hund und andere nicht in Gefahr bringt. Man kann auch sagen, dass vor allem der Hund in die Schule muss, und das nicht nur in den ersten Monaten, sondern ein Leben lang. Sportliche Aktivitäten bei Haushunden sollten ab einem entsprechenden Alter nur einen max. 40 prozentigen Anteil annehmen. Auch für Hunde, die im Hochleistungssport zugange sind, gilt als Priorität die Erziehung und Kommunikation (das Auseinandersetzen), jedoch ist hier der sportliche Anteil ab einem gesunden Alter höher.

Haushunde gelten für viele Halter schon lange nicht mehr als Buch mit sieben Siegeln. Wir sind maßgeblich durch unser eigenes Verhalten für ihre Emotionen und Motivationen und somit für ihr Wohlbefinden verantwortlich.

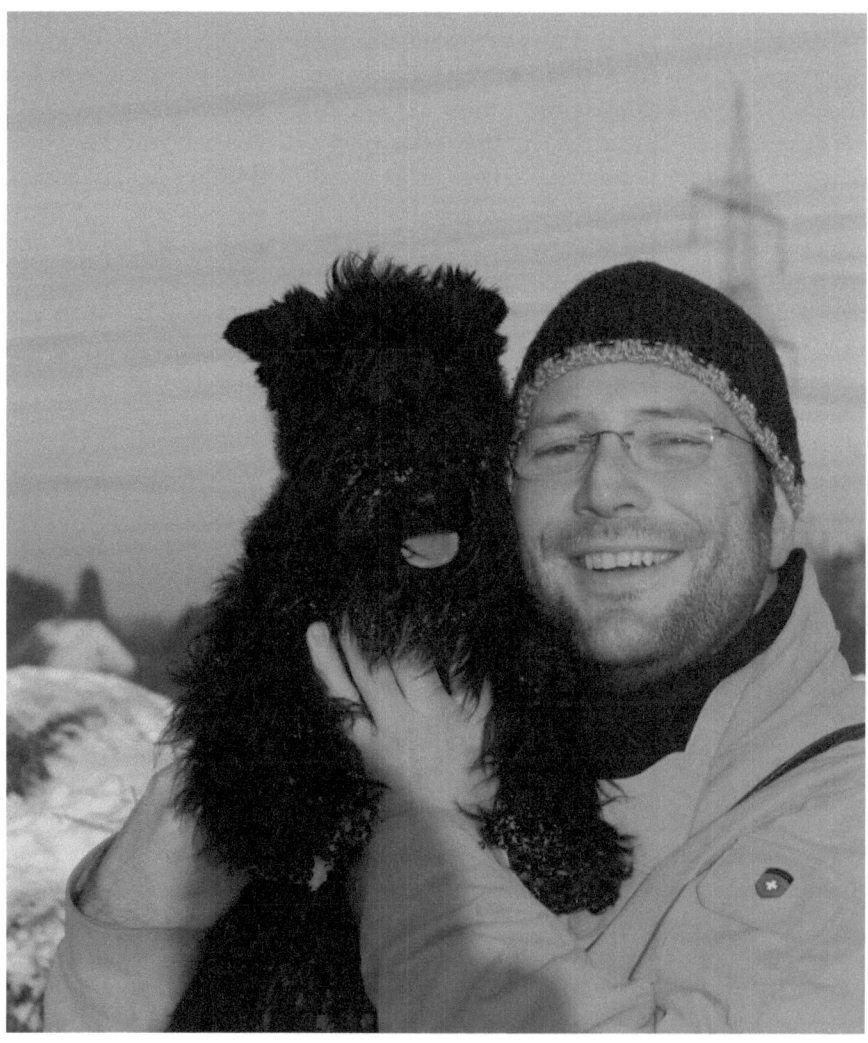

Kommunikation mit dem Haushund

Kommunikation ist unter den Menschen genauso wichtig wie zwischen Hund und Mensch. Wie oft sagt man, dass Probleme zwischen Menschen auftauchen, weil die Kommunikation zwischen diesen nicht stimmt?!

Nur bei Menschen kann man davon ausgehen, dass sie durch ihren Verstand Schlimmeres abwenden oder kompensieren können, diese Fähigkeit liegt bei Hunden nicht so eindeutig vor. Hunde können zwar verknüpfen und Symbole verstehen, aber bei Haushunden basiert diese Art des „Denkens" nicht auf dem Verstand oder der Vernunft, sondern auf Motivationen, früher nahm man an, aufgrund von Trieben. Auch das zeitlich versetzte Denken steht nur dem Menschen zu. Das Weltbild über Hunde hat sich in den letzten Jahren geändert und wir sind zu einer Erklärung gekommen, die Hunden besser gerecht wird. Sie handeln aufgrund von Emotionen und Motivationen. Sicherlich meint man ab und zu, dass das Verhalten des eigenen Hundes eher zu der Aussage „der ist triebgesteuert" führt. Aber das liegt einzig und allein daran, was wir aus unserem Haushund machen. Ein jagdlich geführter Hund hat ganz andere Motivationen als ein Haushund, der mit uns im Haus lebt und frisst. Aber eine Gemeinsamkeit haben diese beiden Hunde: sie werden erzogen mit der Erwartung einer Belohnung. Sei es nun ein Leckerlie, eine besondere Streichel- oder Spieleinheit oder sei es der Jagderfolg eines Jagdhundes. Nur die Erwartung einer Belohnung motiviert Hunde, sich so zu verhalten wie sie sich verhalten. Letztlich unterscheiden sich Jagdhund und Haushund darin, dass dem Haushund als Belohnung besondere Aufmerksamkeit genügt, dem Jagdhund nicht. Er möchte um jeden Preis seinen Jagderfolg und Herrchen einen Hasen bringen, Herrchen das Reh zeigen oder einen Fuchsbau finden.

Aus diesem Grund ist festzuhalten:

Das Maß an Erfolg, bzw. Belohnung legt der Halter fest (beim Welpen und Junghund muss man sehr genau darauf achten, was man belohnt und was nicht und vor allem: wie!)

Bei älteren Hunden ist es erst mal Priorität, herauszufinden, welche Motivation in dem Hund steckt, bzw. wie er erwartet, seine Belohnung vom Halter zu bekommen, ob er sich seine Belohnung sogar immer selbst besorgt, welche Emotionen sich im Hund verstecken, wenn er Misserfolge hat oder sein Herrchen zufrieden stellen kann.

Diesen ganzen Vorgang nennt man Kommunikation.

Im ersten Jahr eines Hundes ist es besonders wichtig, dem Hund mit kurzen und präzisen Signalen klar zu machen, was man als Mensch von ihm möchte. Es bietet sich an, den Hund nicht in ganzen Sätzen anzusprechen, bis er ein Jahr alt ist, da der Hund nicht filtern kann, was für ihn die wichtige Information sein soll. Resultat ist nicht, dass der Hund aus bösem Willen ihre Signale nicht ausführt, vielmehr ist es so, dass Ihr Hund Sie einfach nicht versteht! Im ersten Jahr lernt der Hund noch, in welcher Art Sie mit ihm kommunizieren und mit welchen Worten oder Zeichen sie ihn anleiten, etwas zu tun. Ich nenne das gern „Eichen".

Ab dem ca. zweiten Jahr kann man davon ausgehen, dass der Hund und sie eine gemeinsame Basis und vor allem einen gemeinsamen „Zeichenvorrat" aufgebaut haben, mit Hilfe dessen Sie und der Hund auf einer Ebene ohne Missverständnisse kommunizieren können. Jetzt freut sich der Hund ungemein. Es ist ein wesentlicher Punkt, der ein harmonisches Miteinander ausmacht, wenn Sie mit dem Hund auch in Sätzen reden, bzw. mit dem Hund auch mal normal reden oder ihm etwas erzählen. Ein Hund kann mehr als nur aufgrund von Signalen loslaufen, um sich nach Erfolg seine Belohnung abzuholen. Er filtert einerseits Signale aus den Sätzen, andererseits erkennt er Ihre Emotionen an Ihrer Art, mit ihm zu sprechen. Er erkennt auch, wenn Sie ihm gar keine Signale geben und hört einfach nur zu. Dabei kann es auch zu für den Menschen niedlich aussehendem Verhalten kommen.

Ihr Hund wird das von Ihnen oder mit Ihnen gelernte Verhalten auch in Zusammenkunft mit anderen Hunden anwenden und seine Kommunikation, sofern die anderen Hunde sie verstehen, einsetzen.

Der Flirt mit dem Hund

Hunde können - genauso wie Menschen - auch flirten. Dabei ist wichtig, dass Hund und Mensch auf den gleichen Zeichen-/Signalvorrat zurückgreifen. Sie können Ihrem Hund klar machen, auf was Sie im Moment keine Lust oder Zeit haben, das wird Ihnen ihr Hund gönnen. Aber nur, wenn Sie das gleiche bei Ihrem Hund auch tun. Ein Haushund muss zwar korrekt erzogen sein, aber er muss nicht in jeder Lebenslage jedes Signal korrekt ausführen. Wichtig ist, dass Sie dem Hund und der Hund Ihnen vertrauen kann und beide von einander wissen: „Wenn's darauf ankommt, dann funktioniert die Beziehung". So kann man dem Hund beim z.B. sonntäglichen Gassigang auch mal durchgehen lassen, das er nicht beim ersten mal rufen kerzengerade neben seinem Halter sitzt. Dafür räumt Ihnen Ihr Hund das Recht ein, sich mal länger zu unterhalten, ohne das er quengelig wird.

Allerdings kann man mit dem Hund erst flirten, wenn er wirklich konsequent, aber mit viel Liebe erzogen wurde.

Der Flirt geht so weit, dass man mit dem Hund sogar in den heimischen vier Wänden Spielchen machen kann und schauen kann, was der Hund daraus macht. So fördern Sie Ihren Hund nicht nur körperlich, sondern auch geistig. Zudem bauen Sie eine enge Bindung zu Ihrem Hund auf und der Hund zu Ihnen. Wenn Sie mit Ihrem Hund flirten, geben Sie ihm die Chance, einen Zugang ausserhalb von Strenge, Konsequenz und Erziehung zu Ihnen zu finden und Sie bekommen die Chance, ihren Hund „anders" kennenzulernen und mit ihm auf eine erhabene Art und Weise zu kommunizieren und zu spielen. Ein Hund hat immer den „Wish to please". Er möchte also seinem Herrchen, sofern er es durch ein faires Miteinander akzeptiert, immer gefallen und so seine Belohnung erhalten. Genauso kann es ein Mensch auch halten. Hat ein Halter das verstanden, ist ein erster Schritt in der Kommunikation mit seinem Hund getan. Und das ist der wichtigste Schritt!

Ich möchte noch erwähnen, dass die Altersangaben von Hund zu Hund und von Rasse zu Rasse teilweise ein bisschen unterschiedlich sein können.

Eine wichtige Bemerkung zum Schluss ist, dass dieser Artikel nicht als Anleitung zur Erziehung oder Sozialisierung von „Problemhunden" oder verhaltensauffälligen Hunden dienen soll. Vielmehr verstehe ich diesen Artikel als Grundlagenhilfe für Hundehalter und -fans, um seinen Hund und die Verhaltensweisen verstehen zu lernen und sich selbst Lösungen mit dem Hund zu erarbeiten.

Das ersetzt im Extremfall aber keinesfalls den Besuch beim Tierarzt, Tierpsychologen oder Tiertrainer, da in besonderen Fällen auch medizinische Ursachen vorliegen können oder ein Hund für den Halter und seine Umwelt sehr gefährlich werden könnte.

Juliane Walther

Erziehung des Haushundes zum Schutz vor Alltagsstress

Die Erziehung und somit auch die entsprechende Sozialisierung ist bei Haushunden ungemein wichtig. Sie sollte allem anderen voran gehen und somit dem Hund Schutz und dem Halter Sicherheit geben. Kommt ein Hund zu Ihnen nach Hause, ist es unbedingt notwendig, ihm die Regeln des Alltags mit Ihnen schonend beizubringen, aber im Gegenzug dazu auch selbst einzuhalten. Hierzu ist es wichtig, sich mit dem eigenen Hund auseinanderzusetzen. Das ist nicht immer einfach und auch nicht immer von Erfolg gekrönt, aber der lange Weg lohnt sich. Ohne angemessene Regeln, die für den Hund und den Halter gleichermaßen gelten, weiß Ihr Hund nicht, wie er sich verhalten soll/darf und wird immer unsicher sein oder sein ureigenes, wildes Verhalten anwenden, was für einen Haushund gravierende Folgen hat. Ausserdem ist es für Sie schier unmöglich mit dem Hund zu kommunizieren, wenn er nicht an Ihre Gepflogenheiten und an Ihren Alltag gewöhnt wird und manierliches Verhalten zeigt. Das bringt nicht nur Sie, sondern auch den Hund und Andere in Gefahr.

Bei Welpen und Junghunden ist es ungemein wichtig, Grundlagenarbeit zu beginnen, sobald der Hund bei Ihnen eintrifft. Aber entgegen der weitläufigen Meinung bin ich nicht der Ansicht, dass der Hund so früh wie möglich komplett erzogen werden soll. Ein Hund, der erst ein paar Wochen oder auch erst ein paar Monate alt ist, braucht Zeit, um sich an sich selbst (seine eigenen Emotionen und Motivationen), an äußere Umwelteinflüsse wie Geräusche, Gerüche und Fremde Menschen zu gewöhnen. Dabei geht es erst mal um ein grundlegendes Verständnis, das der Hund aufbaut und für ihn eher existenzieller Natur ist.

Bietet der Hund von sich aus an, dass er Ihnen gefallen möchte und „Mehr" von Ihnen als Bezugsperson haben will, dann erst können Sie mit einem sanften Training des Grundgehorsams beginnen. Zum Grundgehorsam gehört nicht, dass sich der Hund z.B. auf Kommando tot stellen kann. Vielmehr geht es hier um das „Werkzeug" des Hundes, das ihn befähigt, in der Welt mit all ihren Einflüssen und Menschen (die böser oder lieber Natur sein können) überleben zu können. Das zeigt sich so, dass der kleine Hund zu Fremden geht, der Fremde aber nicht möchte, dass der Hund an ihm schnüffelt. Automatisch sagt der Fremde „Pfui", „Aus", „Sitz" oder ähnliches. Mal ganz davon abgesehen, dass Ihnen das auch nicht immer gefällt, für solche Begegnungen muss der Hund gewappnet werden. Denn das Naturell des Hundes ist ja eigentlich, den Menschen zu gefallen („Wish to please"). Und eine unkontrollierte Ablehnung eines Fremden oder auch durch

Sie ohne konkrete Handlungsanweisung durch ein entsprechendes Signal, das der Hund versteht, würde den Hund seelisch einschüchtern oder ihn böse werden lassen, weil er nicht versteht, warum Menschen so reagieren. Der Hund, egal welchen Alters, bietet die meisten Verhaltensweisen, die wir als Grundgehorsam verstehen, von sich aus an. Ihre Aufgabe ist es nun, das Verhalten mit entsprechenden Signalen zu verknüpfen.

So wird im ersten Jahr mit Welpen/Junghunden nur das trainiert, was existenziell für den Hund notwendig ist. Parallel dazu bleibt der junge Hund aber auch noch Hund und wird nicht „gebrochen" oder zu sehr vermenschlicht.

Wird ein Hund zu sehr vermenschlicht, ist es möglich, dass er Probleme im Umgang und der Kommunikation mit seinen Artgenossen bekommt und dass Sie in den Hund Motivationen und Emotionen hineininterpretieren, die es unmöglich machen, artgerecht auf den Hund einzugehen. Ein Hund „denkt" nicht um 1.000 Ecken. Ein Hund will Ihnen von Natur aus auch nichts Böses. Klar, er kann Sie austricksen oder veräppeln, aber immer mit dem Hintergrund, dass er für sein Verhalten belohnt wird, bzw. mit seinem Verhalten Erfolg hat.

Den Hund zu „brechen", ist nicht artgerecht! „Brechen" bedeutet, dass man den Hund in seinem Wesen soweit erniedrigt und seiner eigenen Natur beraubt, dass er zwangsläufig nur noch auf sein Herrchen/Frauchen angewiesen ist, um sich in der Welt zurecht zu finden und zu überleben. Ist ein Hund gebrochen, zeigt er kein natürliches und selbstständiges Verhalten, keinen Stolz und kein Selbstbewusstsein mehr und ist unfähig, sich mit Fremden und anderen Hunden auseinanderzusetzen. Oft ist er immer der Unterlegene, da alles, was er gelernt hat, das Unterwerfen und Beschwichtigen ist.

In der Erziehungs- und Sozialisationsarbeit mit dem Hund ist es unerlässlich, die einzige Art des Hundes, sich auszudrücken, wenn ihm etwas missfällt, zu respektieren. Das Beschwichtigen ist sowohl in der Tierwelt, als auch für Hunde unter Menschen und vor allem für Haushunde, die in Gemeinschaft mit den Menschen leben, das höchste Kommunikationswerkzeug, das in der Erziehung und Sozialisation und in Auseinandersetzungen mit anderen Hunden zu Tage tritt. Ist einem Hund unbehaglich, sei es durch ein Signal, einen Tonfall, durch die Körpersprache von Hunden oder Menschen, durch Umwelteinflüsse wie Autos oder unbekanntes Terrain, zeigt er deutlich anhand seiner Ohren, seiner Rute, der Haltung seines Kopfes, sowie seiner gesamten Körperhaltung, dass er keinen Ärger will. Er unterwirft sich teilweise, um zu signalisieren, dass er in diesem Moment kein Interesse hat, bestraft zu werden oder dass er einem anderen Hund nicht den Rang ablaufen möchte.

Zeigt Ihr Hund dieses Verhalten, sollten Sie auf ihn zu gehen und Ihm grundlegend zeigen, was Sie von ihm erwarten, bzw. wie er sich verhalten sollte. Geben Sie ihm Sicherheit durch Ihr eigenes Verhalten und Ihre Körpersprache, durch

Ihre Stimme oder durch ein Signal, das er zu 100 Prozent kennt. Unter Hunden ist das nicht ganz so einfach. Sollte Ihr Hund Beschwichtigungssignale im Spiel mit anderen Hunden zeigen, beobachten Sie die Situation und beurteilen Sie das Verhalten der anderen Hunde. Sind die anderen Hunde fair, zeigen sie Ihrem Hund, wie er sich verhalten kann. Sind die anderen Hunde unfair, mobben sie Ihren Hund, unterwerfen ihn und lassen ihn nicht mehr hoch, hetzen oder beißen ihn. Sie sind der Mensch, der das beobachten muss und wenn keine Aussicht auf ein faires Spiel besteht, nehmen Sie ihren Hund und gehen woanders hin. Grund für das Abbrechen ist, dass Ihr Hund dieses Verhalten speichert und entweder immer der Unterworfene sein wird, der nicht imstande ist, sich fair zu wehren, oder das von den anderen Hunden ihm gegenüber gebrachte Verhalten eins zu eins an andere Hunde weitergibt. Mal ganz abgesehen davon, dass ein solches Verhalten gefährlich werden könnte, ist dieses Verhalten unfair und man möchte ja auch nicht, dass der eigene Hund sich selbst so verhält.

Werden die Beschwichtigungssignale eines Hundes nicht respektiert, reagieren Hunde verschieden darauf. Die einen unterwerfen sich und signalisieren Unterlegenheit. Andere werden böse. Sie wehren sich mit allem, was sie haben. Ihre Aufgabe besteht darin, Ihrem Hund zu zeigen, was „sich wehren" bedeutet, in welchem Maße und wann er sich wie wehren darf. Das schließt ein, dass Sie Ihrem Hund zu verstehen geben: „Dies ist eine Gefahrensituation" oder „Ich habe alles im Griff". Ist Ihr Hund der Unterlegne, sollten Sie bemüht sein, ihm Selbstvertrauen und Stärke beizubringen. Nur so lernt der Hund, sich den Situationen angemessen zu verhalten. Ist Ihr Hund der „Unfaire" oder Mobbende, sollten Sie ihm möglichst schnell beibringen, sich abbrechen zu lassen oder ihm anderes Verhalten zeigen.

Zum Schluss gehe ich noch auf das Abbrechen von Verhalten ein. Das ist ungemein wichtig, da Hunde, sind sie einmal „in Fahrt", gern ihre Erziehung, bzw. ihr erlerntes Verhalten vergessen. Das hat zur Folge, dass Ihr Hund, wenn Sie ihn rufen, einfach nicht kommt, dass er, wenn er mit anderen Hunden spielt, zu wild wird und Schäden am anderen Hund anrichten kann. Deswegen gehört auch zum Einmaleins der Hundeerziehung das Abbruchverhalten. Rufen Sie ihren Hund, bevor sein Spiel zu wild wird oder wenn Ihr Hund wild seiner Nase folgt und alles andere außer Acht lässt, zu sich. Kommt er zu Ihnen, legen Sie die Hände ruhig auf Ihren Hund und sprechen mit Ihm in ruhiger und bestimmter Stimmlage. Um den Hund zu sich zu rufen, bevor er sich „ausklinkt", sollte Herrchen/Frauchen die Hunde genauestens beobachten. Sie sehen es dem Hund vorher an, wenn er was im Schilde führt. Auch das Abbruchverhalten will gelernt sein, es ist zwar auch nicht leicht, aber unbedingt notwendig. Im schlimmsten Fall fügt er anderen Hunden durch sein wildes Verhalten Schaden zu oder rennt stur seiner Nase folgend auf eine befahrene Strasse oder hat einen Jagderfolg und bringt Ihnen einen Hasen oder eine Katze mit. Um das in den Griff zu bekommen, üben Sie beharrlich sein Abbruchverhalten.

Eine wichtige Bemerkung zum Schluss ist, dass dieser Artikel nicht als Anleitung zur Erziehung oder Sozialisierung von „Problemhunden" oder verhaltensauffälligen Hunden dienen soll. Vielmehr stellt dieser Artikel eine Grundlagenhilfe für Hundehalter und -fans dar, um seinen Hund und die Verhaltensweisen verstehen zu lernen und sich selbst Lösungen mit dem Hund zu erarbeiten.

Das ersetzt im Extremfall aber keinesfalls den Besuch beim Tierarzt, Tierpsychologen oder Tiertrainer, da in besonderen Fällen auch medizinische Ursachen vorliegen können oder ein Hund für den Halter und seine Umwelt sehr gefährlich werden könnte.

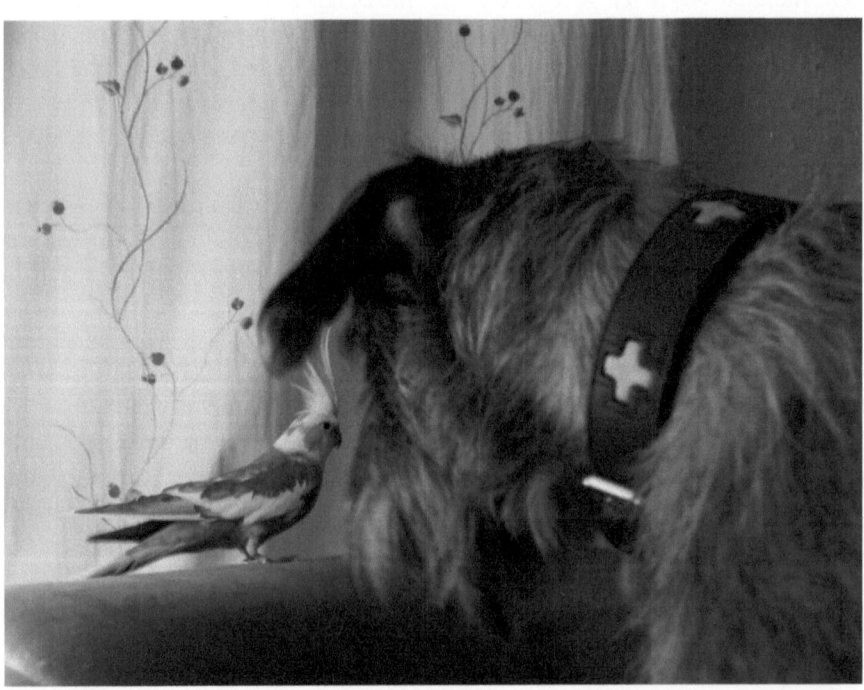

AUTOREN DIESES BUCHES

Juliane Walther

Geboren 1979 in Mainz lebt sie seit ihrer Geburt mit mehreren Hunden. Früh lernte sie den Umgang mit und die Erziehung von charakterstarken Hunden und erfuhr durch die Frischfleischfütterung der Hundezucht ihrer Eltern viel über die Nahrungsmittelzusammenhänge. Einschneidende Erfahrungen an den eigenen und an fremden Hunden brachten sie früh zu alternativen Heilmethoden. Das Studium der Medien- und Kommunikationswissenschaft, Psychologie, Philosophie von 1998 bis 2005 in Jena (aus gesundheitlichen Gründen am Ende des Studiums abgebrochen) vermittelte ihr psychologische und kommunikationstheoretische Grundlagen, die sie mit ihren eigenen praktischen Erfahrungen in der Auseinandersetzung mit Hunden vereinen konnte. Seit 2009 ist sie Mediengestalterin (IHK) und steht auch als „Flirtdogtor" mit ihrem Netzwerk aus Trainern und Therapeuten Menschen mit Hunden als Beziehungshelferin zur Seite.

www.flirtdogtor.de
www.juliane-walther.de
www.wellness-fuer-hunde.de

Manfred Specht

Geboren 1965 in Köln. Ausbildung zum Tierheilpraktiker bei der FAT in Gelsenkirchen. Prüfung bei der Deutschen Gesellschaft für Tierheilpraktier (DGT) nach den Kriterien der Kooperation der Tierheilpraktikerverbände. Seitdem Mitglied in der Deutschen Gesellschaft der Tierheilpraktiker (DGT) und dem Verband Deutscher Tierheilpraktiker (VDT). Darüber hinaus zertifizierter EM-Berater der Firma EMIKO. Betreibt eine Tierheilpraxis für Groß- und Kleintiere in Engelskirchen (Bergisches Land). Spezialisiert auf klassische Homöopathie, Bach-Blüten und bioinformative Therapie.

www.thp-specht.de

Melanie Steppan

Reikimeisterin/-lehrerin, Tierheilpraktikerin, Problemhundetherapeutin. Melanie Steppan ist im Bereich „Reiki für Tiere" sowie in der Hundeerziehung seit 2001 tätig. 2007 folgte die Ausbildung zur Tierheilpraktikerin. Im April 2008 entschied sie sich ganz für die Arbeit mit sogenannten Problemhunden und ist seither hauptberuflich als anerkannte Problemhundetherapeutin in Deutschland und der Schweiz tätig.

www.reiki-altendiez.de
www.tierheilpraxis-altendiez.de
www.dog-teacher.de

Britt Bräutigam

1971 geboren. Heute als Führungskraft in einem Unternehmen tätig. Sie beschäftigt sich seit vielen Jahren mit Pferden und Hunden und ist Reiki-Meisterin. Weitere Ausbildungen in Unicorn Energy Healing System, Tierkommunikation, Schüssler-Salze für Tiere, Bach-Blüten für Tiere, Massage am Pferd, Führungskräftetraining mit Pferden. Sie hat im April 2009 die Ausbildung zum Tierheilpraktiker abgeschlossen.

www.animals4life.de

Gaby Stärker

Gaby Stärker ist Tierärztin mit besonderem Einsatz von Akupunktur an Tieren.

Gaby Stärker
Tierarztpraxis Dr. Kraus,
Elisabethenstr. 3, 64390 Erzhausen

Dr. med. vet. Elke Kurz

Mobile Tierarztpraxis für ganzheitliche Tiermedizin Chiropraktik, Osteopathie, Akupunktur und Physiotherapie für Pferde und Hunde. Dr. Kurz ist Tierärztin, DIPO-Osteotherapeutin, FN-Physiotherapeutin, IAVC-Chiropraktikerin, hat eine Zusatzausbildung in Veterinärakupunktur (ATF), ist Pferdewirtschaftmeisterin und Ausbilderin im „Reiten als Gesundheitssport".

Dr. med. vet. Elke Kurz,
Steinstr. 3, 40885 Ratingen, Mobil: 0172/5978917
elkekurz@aol.com, Homepage: www.elke-kurz.de

Edeltraud Janz

Mobile Hundephysiotherapeutin in Berlin und Brandenburg
Dipl.-Ing. Edeltraud Janz, 14612 Falkensee

Bionda Brückner

Bionda Brückner, Tierphysiotherapie/Blutegeltherapie/Akupunktur in Nordrheinwestfalen

www.tpt-duisburg.de

Prof. Zentek

Univ.-Prof. Dr. Jürgen Zentek ist Mitarbeiter am Institut für Tierernährung der freien Universität Berlin www.vetmed.fu-berlin.de
Schwerpunkte und Publikationen können Sie auf der Webseite der freien Universität Berlin einsehen.

Dagmar Zahner

Dagmar Zahner, Jahrgang 1964 ist seit dem Jahr 2007 als Ernährungsberaterin für Hunde tätig. Im Juli 2009 hat sie auch ihre Ausbildung zur klassischen Tierhomöopathin beendet.

Ihr Tätigkeitsschwerpunkt liegt in der Erstellung von Ernährungsplänen bei selbst zubereiteter frischer oder gekochter Nahrung (auch Diäten etc.). Außerdem klärt sie Kunden über die Futtermitteldeklarationen bei Fertigfutter auf, was Hundehalter danach grundsätzlich befähigt gutes bzw. akzeptables Fertigfutter von schlechtem Futter zu unterscheiden.

Dagmar Zahner
Wilhelm-Röntgen-Str. 40, 73760 Ostfildern
Telefon: (07 11) 44 67 78
Mail: info@ernaehrungsberater-fuer-hunde.de
www.ernaehrungsberater-fuer-hunde.de

Matthias Keßler

Matthias Keßler ist Geschäftsführer der MK-Vital Ltd. Die MK-Vital Ltd. entwickelt und vertreibt Nahrungsergänzungsmittel auf der Grundlage wissenschaftlicher Erkenntnisse.

www.gruenlipp-muschelkonzentrat.de

Susanne Schmitt

Mitgründerin des Dorn-Therapiezentrums Köln
www.dorn-therapiezentrum.de

Selma Gienger

Selma Gienger, Heilpraktikerin, geboren am 18.4.1960 in Pforzheim. 3 Kinder (27,25, 18). Seit 1995 leidenschaftliche Homöopathin in eigener Praxis. In ihrem eigenen Verlag erschienen die Werke „Warum küssen sich die Menschen? – Der wissenschaftliche Beweis – Die Wirkung der Homöopathie" , Hardcover, geb., 201 S., Prof. Gustav Jaeger, S. Grönbeck Verlag und das E-Book „Die Entdeckung der Seele", 850 Seiten, Prof. Gustav Jaeger S. Grönbeck Verlag. Ihr Buch „Mit Homöopathie die Seele heilen", Selma Grönbeck, Haug-Verlag Stuttgart, erschien 2004. Neu erscheint im Sept. 09 ihr Buch „Das Vermächtnis des 7. Parfums", Selma Gienger, Selma Grönbeck Verlag.

So ist das mit dem Heiraten und den Scheidungen ... Nichts als Verwirrung mit den Namen. Selma Gienger ist mein Mädchenname. Verheiratet war ich mit Dr. med. Lutz Grönbeck. Geschieden bin ich seit 1998. Den Namen habe ich erst im Dezember ,07 abgegeben. Irgendwie schien es nie passend. Einmal waren die Kinder dagegen, dann wieder wegen den Büchern und dem Verlag. Irgendwann war mir alles wurscht und habe es damit glücklich geschafft große Verwirrung zu stiften. Kurzum: Selma Grönbeck = Selma Gienger.

Praxis für Klassische Homöopathie,
Selma Grönbeck Verlag, Manfred-Behr-Str. 43
D-75428 Illingen-Schützingen, Tel: 07043 – 959 830,
info@anthropine.eu, www.anthropine.eu

Dr. med. vet. Elke Kurz

Chiropraktik

Osteopathie

針

für **Pferde und Hunde**

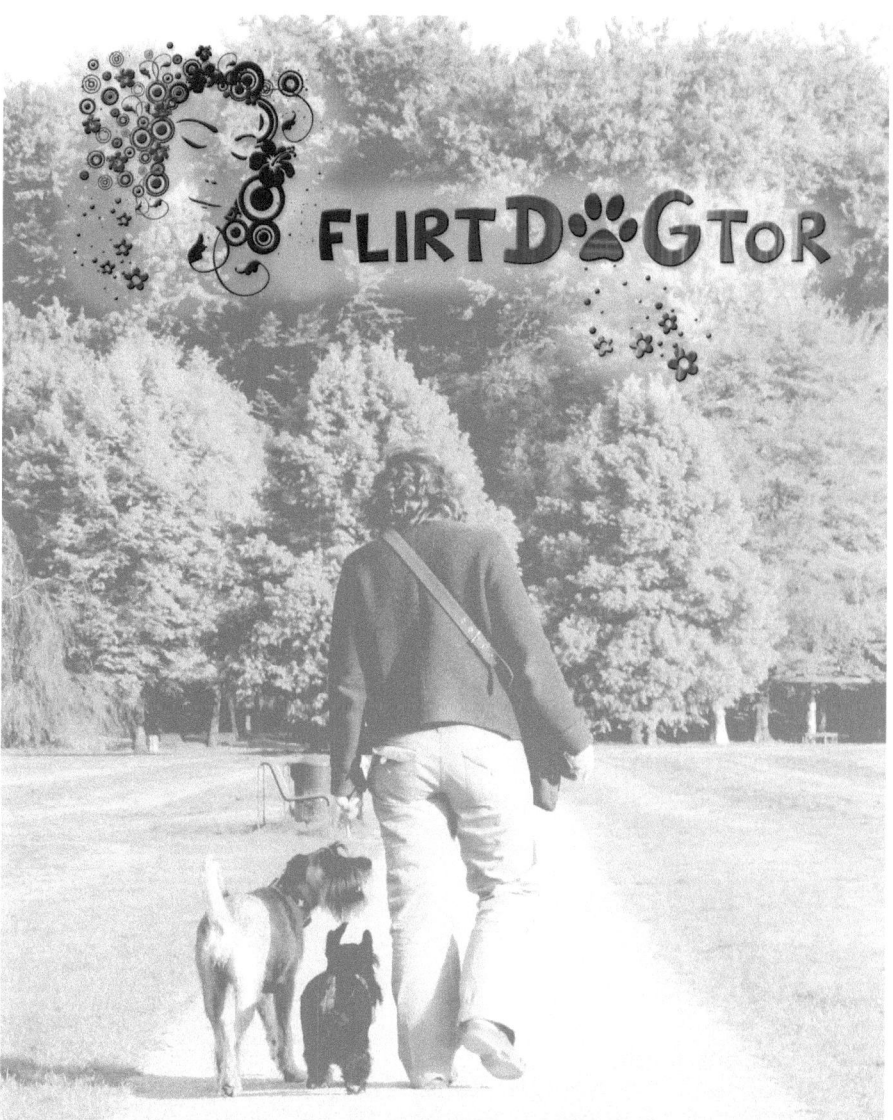

Kommunikationstrainerin für Herrchen/Frauchen

Hunde-Pflege/Friseur
Tagesmutti
Beratung/Schulung

Kontakt: 0173/9995520
www.flirtdogtor.de

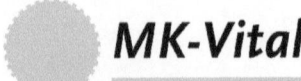

MK-Vital

Grünlippmuschel-Konzentrat

aus Neuseeland

Gelenknährstoff für Mensch und Hund

Die Inhaltsstoffe der Grünlippmuschel können den Körper beim Aufbau von Bindegewebe, Gelenkknorpel und Gelenkflüssigkeit unterstützen. Sie gilt deshalb als wertvoller natürlicher Gelenk- nährstoff. Nicht nur beim Menschen, auch bei Hunden, Pferden und Katzen wird die Wirkung der Grünlippmuschel seit langem geschätzt.

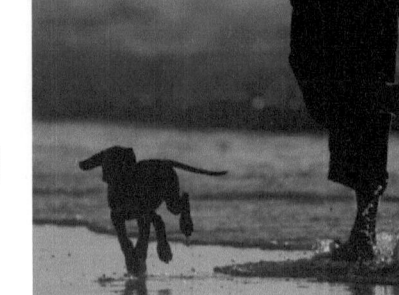

180 Kapseln

13,95 €*

Top-Qualität durch:
- Verwendung hochwertigen Rohstoffes
- Schonender Herstellungsprozeß erhält die aktiven Wirkstoffe
- Jede Charge auf Wirksamkeit getestet
- Garantiert kein entöltes Konzentrat
- **420 mg Grünlippmuschel-Konzentrat pro Kapsel** + Vitamine
- Produktion in Deutschland gemäß HACCP

Bestellung, Infos + weitere Produkte:

www.vital-oele.de ✆ **0231 / 5314578**

* zzgl. 3,95 € Versandkosten innerhalb Deutschlands